고마워, 우울증

ISHA NO WATASHI GA KUSURI WO TSUKAWAZU 「UTSU」 WO KESHISATTA 20 NO SHUKAN
Copyright ⓒ KENYA MIYAJIMA 2012
Originally published in Japan in 2012 by CHUKEI PUBLISHING COMPANY. TOKYO,
Korean translation rights arranged with CHUKEI PUBLISHING COMPANY. TOKYO,
through TOHAN CORPORATION, TOKYO, and SHINWON AGENCY CO., SEOUL.

이 책의 한국어판 저작권은 신원에이전시를 통해 저작권자와 독점 계약한 ㈜헬스조선에 있습니다.
저작권법에 의하여 한국 내에서 보호를 받는 저작물이므로 무단전재와 무단복제를 금합니다.

일러두기
이 책에 등장하는 연수 의사(研修醫), 종합임상부(綜合臨床部), 의사과(醫事課)는 일본 의학계 용어로,
국내 의학계에는 이에 정확히 해당되는 말이 없어 원서 그대로 표기하였음을 밝힙니다.

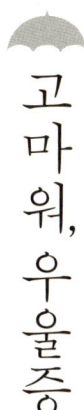

고마워, 우울증

민경욱 옮김
미야지마 겐야 지음

비타북스

우울증, 좋아질 수 있을까…?

우울증에 걸리는 사람은
특유의 우울해지는 사고방식을 가지고 있습니다.

이를테면 다음과 같은 것입니다.
'제대로 하지 않으면 안 돼.'
'실패하면 어떻게 하지….'
'좀 더 노력해야 해.'
'내가 해내지 못한 건 노력이 부족해서야.'

이런 생각이 원인이 되어 다음과 같은 증세가 나타납니다.
'식욕이 없다', '체중이 준다', '잠들지 못한다'
'집중력이 없어진다', '의욕이 없다'….

증세는 약으로 마비시킬 수 있습니다.
하지만 원인은 약으로 제거되지 않습니다.

원인을 제거하지 않으면
얼핏 나은 것처럼 보여도 재발할 가능성이 남습니다.

그러므로 원인을 만드는 '사고방식'을
바꾸는 게 중요합니다.
저도 그렇게 우울증을 극복할 수 있었습니다.

당신의 사고방식과 행동은 습관이 되어 있습니다.

매일의 습관을 바꿔
우울증의 원인을 제거합시다.

프롤로그

저는 7년 동안 우울증에 시달렸습니다.

연수 의사로 근무하던 시절, 고된 업무 때문에 몸과 마음 모두 쉴 틈이 없었던 저는 거의 매일 수면부족인 날들을 보냈습니다.

그러는 사이에 컨디션이 나빠졌고 우울증 진단을 받았습니다. 그즈음 의사시험에 합격하여 전공할 과를 고민하고 있었는데 결국 '내 우울증을 고치고 싶다'는 생각으로 정신과를 선택했습니다.

주치의에게 약을 처방받아 계속 먹었는데도 제 증상은 좋아졌다가 나빠지기를 반복할 뿐 나아지지 않았습니다. 저도 환자들에게 약을 처방했지만 그들도 낫지 않고 그저 나은 것처럼 보이다가 우울증이 재발하고 말았습니다.

도대체 왜 그럴까요?

우울증에 걸리는 사람은 무슨 일이 생기면 기어이 자신을 탓합니다. 혹은 '나는 이렇게 최선을 다하고 있는데 왜…'라고 생각합니다. 둘 다 자신을 더욱 괴롭히는 사고방식입니다. 이것은 약으로 고칠 수 없습니다.

내가 나쁜지, 아니면 다른 사람이 나쁜지 범인 찾기는 그만둡시다. 중요한 것은 그런 사고방식을 '우울증에 걸리지 않는 사고방식'으로 바꾸는 것입니다.

사실 사고방식을 바꾸는 일은 아주 힘든 일처럼 여겨집니다. 아무리 '나 자신을 탓하지 말자', '긍정적으로 생활하자'라는 생각을 해도 마음처럼 잘 되지 않습니다. 하지만 그건 구체적인 방법을 모르기 때문에 힘든 게 아닐까요?

그래서 이 책에서는 일상적인 습관에 착안했습니다.

의식하지 않아도, 특별히 생각하지 않아도, 잠재의식 수준에서 무언가를 할 수 있게 되는 것이 바로 '습관'입니다. 역으로 습관을 바꿈으로써 잠재의식이 바뀌고 자연스럽게 사고방식도 바뀝니다. 그렇게 우울증의 원인을 제거할 수 있습니다. 우울증에 대한 여러 책과 이 책과의 차이점이 바로 이것입니다.

우울증에 걸리는 원인 자체를 없애는 방법이기 때문에 우울증 경험자가 두려워하는 재발의 여지가 남을 일도 없습니다(사실 제 생각에는 그 재발이라는 것도 우울증에 걸리는 사고방식을 깨닫는 기회가 될 수 있다고 봅니다).

이 책에 담긴 내용은 제가 7년간의 고통 끝에 찾아낸 우울증 치료법 '멘탈테라피'를 일상에서 활용할 수 있는 습관의 수준으로 재구성해 정리한 것입니다.

1장에서는 우선 제 자신이 어떻게 우울증에 걸리고 극복했는지를 순서대로 이야기하겠습니다. 이어서 2장에서는 '왜 사람은 우울증에 걸리는가, 어떻게 하면 나을 수 있는가'라는 멘탈테라피의 기본적인 내용을 간단히 소개합니다.

그리고 3장부터는 우울증에서 해방되는 사고방식을 20개의 습관으로 나눠 하나씩 소개하겠습니다. 이 습관 중에는 제 자신의 우울증 경험과 진단 속에서 만난 다양한 환자들의 예가 담겨 있습니다.

어느 페이지를 먼저 읽어도 괜찮습니다. 20개의 습관을 모두 실천할 필요도 없습니다. 목차를 쭉 훑어보고 우선 마음에 드는 것을 하나 시도해보세요.

현재 저는 약을 사용하지 않는 정신과 의사로 많은 환자들의 자기 회복을 도우며 저 스스로도 행복을 얻고 있습니다. 자, 저와 함께 이 책을 통해 당신의 우울증을 치료해보기로 합시다.

미야지마 겐야(宮島賢也)

Contents

프롤로그 8

chapter 1
7년간 고통에 몸부림치며 깨달은 것

'인간을 진찰하는 의사'를 꿈꾸다 19
"너, 괜찮니?" 22
우울증 진단을 받다 25
불안은 더 큰 불안을 부르고 29
스스로를 고치지 못하면, 환자도 고치지 못한다 32
우울증은 약으로는 고칠 수 없어! 36
우연히 찾아온 전환점 39
원인이 있기에 결과가 있다 42

chapter 2

우울증을 부르는 생각의 습관을 바꾸자

의사에 대한 커다란 오해 49
우울증 진단의 우스운 현실 51
성실하고 사려 깊고 우울한 53
몸이 보내는 경고 56
"쉬어도 괜찮아." 59
최선을 다해야 한다는 강박관념 62
하고 싶지 않은데 열심히 하는 건 아닌가? 65
우울증을 유발하는 잠재의식 68
부모와의 관계를 돌아보라 71

chapter 3

인간관계를 심플하게 하는 습관

습관 1 상대를 바꾸려 하지 않는다 77
습관 2 관계에서는 '좋다/나쁘다'라고 평가하지 않는다 83
습관 3 상대에 대한 기대를 버린다 89
습관 4 자신을 우선순위에 둔다 95
습관 5 의무나 책임으로 선택하지 않는다 101

chapter 4
자신과 미래를 바꾸는 습관

- 습관 6 말을 바꾸는 것만으로 나를 바꿀 수 있다 109
- 습관 7 하고 싶은 일을 추구한다 115
- 습관 8 잘할 수 있는 일을 써본다 120
- 습관 9 다른 사람의 말과 가치관에서 벗어난다 126
- 습관 10 미룰 수 있는 일은 미룬다 131

chapter 5
마음과 몸을 만족시키는 습관

- 습관 11 지금의 사고방식과 인간관계를 다시 살피고 고친다 139
- 습관 12 몸의 독, 마음의 독을 다스린다 144
- 습관 13 너무 애쓰지 않아도 괜찮다 150
- 습관 14 컨디션이 좋아지는 식습관을 찾는다 156
- 습관 15 기분이 좋아질 만큼 몸을 움직인다 162

chapter 6
잠재의식과 사이좋게 지내는 습관

- 습관 16 우울할 때의 생각을 짧게 적어본다 171
- 습관 17 인생 시나리오를 만들어 연상한다 178
- 습관 18 과거의 기억을 클리닝한다 181
- 습관 19 멍하니 있을 수 있는 시간을 갖는다 185
- 습관 20 모든 것을 받아들이고, 안고 있는 것은 버린다 191

우울한 세상에서 나를 지키는 20가지 습관 197
에필로그 198

chapter 1

'인간을 진찰하는 의사'를 꿈꾸다

"너, 괜찮니?"

우울증 진단을 받다

불안은 더 큰 불안을 부르고

스스로를 고치지 못하면, 환자도 고치지 못한다

우울증은 약으로는 고칠 수 없어!

우연히 찾아온 전환점

원인이 있기에 결과가 있다

7년간 고통에 몸부림치며 깨달은 것

의사는 치료의 전문가이지, 건강의 전문가가 아니다

'인간을 진찰하는 의사'를 꿈꾸다

제가 우울증에 걸린 것은 연수 의사로 근무할 때입니다.

보에이의과대학에 입학한 저는 막연하지만 구로사와 아키라(黑澤明) 감독의 영화 『붉은 수염(1965)』에 등장하는 붉은 수염의 의사 선생님처럼 특정 부위의 병이 아니라 인간을 진찰하는 동네 의사가 되고 싶다고 생각했습니다. 붉은 수염 선생님처럼 많은 사람들에게 도움이 되는….

대학을 졸업하고 모교인 보에이의대병원 연수 의사라는 직함으로 사회에 첫걸음을 내디딘 것은 1999년 5월이었습니다.

연수 의사로서 처음 1년 동안은 간·소화기·순환기·신장 등의 내과, 외과, 마취과 같은 다양한 진료과목을 경험했습니다.

그 후 희망하는 분야를 선택하게 되었는데 저는 어느 것을 선택할지 확신이 서지 않아 깊이 고민했습니다.

그 무렵 저는 온몸을 진단하는 가정의학과 전문의가 되고 싶었습니다. 오늘날 의료는 전문화, 세분화되어 의사 중에는 자기 전공이 아니면 전혀 진단을 내리지 못하는 사람이 적지 않습니다. 저는 그런 의사가 되고 싶지는 않았습니다.

결국 저는 심근경색이나 협심증처럼 생명과 직결되는 병증을 다루는 순환기내과를 선택하기로 했습니다. 우선 내과 응급에 대응할 수 있는 의사가 된 다음 다른 분야를 계속 공부해 온몸을 진단할 수 있는 가정의학과 의사가 되자고 생각했던 것입니다.

순환기내과에서 6개월간의 연수가 시작되었습니다. 의사 면허를 취득한 지 고작 1년밖에 지나지 않았고 임상연수도 한 해 정도 경험한 게 전부인 제가 간호사들에게 모든 지시를 내려야 했습니다. 솔직히 너무 불안했습니다.

순환기내과에서는 이른 새벽부터 채혈을 해야 했고 낮에는 각종 검사가 이어졌습니다. 진료가 끝나면 방대한 양의 데이터도 정리해야 했습니다. 밤늦게까지 병원에 남는 날들이 이어졌습니다. 주말에도 입원환자들을 진료해야 했습니다.

병원에서 퇴근해도 언제, 어느 때 환자의 상태가 급변해 병원에서 호출이 올지 몰라 항상 대기해야 했습니다. 포켓 벨을 24시간 휴대하고 있는 연수 의사는 상황이 급할 때는 바로 호출되는데, 순환기내과는 위중한 환자가 대부분이라 심근경색 등의 응급환자가 언제 실려 올지 모르는 일이었습니다.

항상 긴장의 연속이었습니다. 한시도 편히 쉴 수 없었고 수면도 충분하지 않은 날들이 이어졌습니다. 그런 생활이 한두 달쯤 계속되자, 저는 정신적으로나 육체적으로나 완전히 지쳐 버렸습니다. 아침에 눈을 떠도 병원으로 발이 떨어지지 않았습니다. 출근하고 싶지 않다는 마음이 날마다 강해졌습니다. 그래도 내 몸을 채찍질해대며 힘을 내어 병원에 갔습니다.

---

* 의과대학을 졸업하고 전문의가 되기 위해 대학병원에서 교육을 받는 의사를 총칭하는 말로 한국의 수련의, 전공의에 해당한다_ 편집자 주

"너, 괜찮니?"

지금 생각하면 요령이란 걸 전혀 모르고 연수를 받았던 겁니다. 신입 연수 의사는 회진 리포트를 정기적으로 제출해야 합니다. 저는 완벽하게 리포트를 마무리해야만 한다고 생각해서 철야를 하는 경우가 종종 있었습니다. 무거운 마음으로 리포트를 정리한 기억이 떠오릅니다.

심장 카테터(Catheter : 장기의 내용액 배출을 측정하기 위해 사용하는 고무 또는 금속제의 가는 관) 검사를 읽는 방법이나 리포트 정리 방법 등 선배가 조언해준 것을 제대로 익히지 못했습니다. 또 충분히 해내지도 못했습니다. 컨퍼런스 준비도 잘하지 못했습니다.

모든 게 제대로 이루어지지 않았습니다. 그 때문에 저는 늘 불안했습니다. 당시에는 저 말고도 연수 의사가 3명이 더 있었는데 요령 좋게 일하는 그들을 보며 마음이 더욱 초조해졌습니다.

'좀 더 제대로 하지 않으면 안 된다.'

저는 점점 스스로를 궁지로 몰아갔습니다.

어느 날, 동기 연수 의사에게 "미야자와는 중얼중얼 혼잣말을 하네"라는 지적을 받았습니다. 선배 의사들에게도 "너, 괜찮니?"라는 질문을 받았습니다.

제 모습이 이상하다는 것을 차츰 주위에서도 알아차리기 시작했습니다. 결국 의국장은 제게 "한 달 동안 쉬고 오라"고 했습니다.

휴직 덕분에 격무에서 해방되었지만 여전히 마음은 쉴 수 없었습니다. '정말 나는 의사로서 잘 해낼 수 있을까?'라는 커다란 불안이 사라지지 않았기 때문입니다.

쉬기 시작했을 무렵, '내가 제대로 해내지 못한 것은 선배의 교육 방법이 잘못되었기 때문이 아닐까? 다른 병원으로 옮기면 되지 않을까?' 하는 생각도 들어 다른 병원의 연수 시스템을 견학하러 간 적도 있습니다. 그러나 마음이 초조해서 담당자의 이야기가 머리에 들어오지 않았습니다.

쉬는 동안 당시 사귀고 있던 여성과 결혼했습니다. 소아과 의사였던 그녀는 저를 매우 살뜰하게 보살펴 주었습니다. 그녀의 존재가 제겐 든든한 의지가 되었습니다.

우울증 진단을 받다

결혼하고 한 달의 휴가가 슬슬 끝나갈 무렵, 앞으로의 의사 생활에 대해 이런저런 생각을 했습니다. 결국 순환기내과는 내게 무리라는 판단을 내리고 종합임상부로 옮기기로 했습니다.

종합임상부에서는 주말, 휴일, 야간의 근무가 당번제였기 때문에 순환기내과에 비하면 시간 여유가 많았습니다. 그 덕분에 긴장이 조금 풀려 몸도 편해졌습니다.

그런데 가장 중요한 의욕이 생기지 않았습니다. 어떤 일에도 집중할 수 없었고 '이른 새벽에 눈이 떠진다', '입맛이 없다'는 것도 변함이 없었습니다.

성욕도 감퇴되었습니다. 병원 복귀 후에 다시 휴가를 얻어 신혼여행으로 하와이에 갔을 당시 제 정액은 탁했습니다. 나중에 알게 되었지만 피가 섞여 있었던 게 원인이었습니다.

사실 휴직하는 동안에 정신과 교과서를 펼쳐 우울증 진단 기준을 체크한 적이 있습니다. 그러자 제 증상의 대부분이 우울증 기준에 해당되는 게 아닙니까.

그렇더라도 설마 제가 우울증일 거라고는 생각하지 못했기 때문에 '순환기내과에서 종합임상부로 옮기면 상태가 좋아지겠지'라고만 생각했습니다. 그러나 이후에도 증세는 전혀 호전되지 않았습니다.

결국 내가 우울증이라는 사실을 인정할 수밖에 없었습니다. 그래서 근무지인 보에이의대병원 정신과에서 한번 진료를 받아 보기로 했습니다.

진단 결과는 예상했던 대로 역시 우울증이었습니다. 저는 의사에게 선택적 세로토닌 재흡수 억제제(SSRI)라는 항우울증 약을 처방받아 복용하기 시작했습니다.

그 이후 정신과를 정기적으로 다니며 계속해서 항우울증 약을 먹었습니다. 그러나 증세가 회복되진 않았습니다. 물론 마음이 안정되어 예전의 나로 돌아온 것처럼 여겨질 때도 있었습니다. 하지만 아주 사소한 일로도 다시 불안이 커져 우울증이 돌아왔습니다. 그런 일들이 반복되었습니다.

대학 시절에 활동했던 럭비부 선배이자 17살이나 나이가 많은 의사에게 부탁해 오키나와의 이에지마에서 일주일 동안 연수를 받기도 했습니다.

시작은 순조로웠습니다. 스스로 '잘 하고 있다'는 마음이 든 저는 선배에게도 적극적으로 의견을 제시했습니다. 그런데 일주일의 연수기간이 끝나기도 전에 선배 의사로부터 열의가 지나치다며 도쿄로 돌아가라는 말을 들었습니다.

제 자신은 '예전의 나를 되찾았다'는 즐거운 마음이었지만 연수기간 동안 제가 한 말은 럭비부 대선배에게 할 만한 발언이 아니었던 겁니다.

간토로 돌아온 저는 종합임상부에서 남은 연수를 마친 후 정신과, 안과, 소아과, 산부인과까지 연수를 받았습니다. 정신과에서 정기적인 검진을 받고 약을 먹는 생활에도 변함이 없었습니다. 다만 이때에는 증세가 다소 안정되어 약은 항우울제에서 기분안정제로 바뀌었습니다.

연수는 비교적 잘 진행되었습니다. 마음도 안정되고 심신이 모두 괜찮은 날이 이어져 '이로써 가정의학과 의사로 잘 지낼 수 있겠다'고 스스로 자신감을 가지게 되었습니다.

물론 큰 불안에 사로잡힐 때도 있었습니다. 산부인과 연수 때였다고 생각됩니다. 지도 담당의사에게 "연수 의사는 병원 근처에 살아야 한다"는 이야기를 들었을 뿐인데, 느닷없이 '내가 잘 해낼 수 있을까?'라는 불안이 강해졌던 겁니다.

---

* 환자의 증상이 어떤 병에 해당하는지 밝혀지기 전까지 초기 치료를 담당하고 전문의에게 중개하는 역할을 하는 부서이다_ 편집자 주

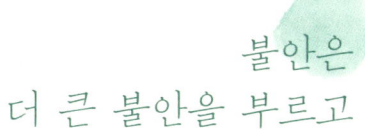
불안은
더 큰 불안을 부르고

2년간의 연수를 마치고 새로운 근무지가 된 곳은 자위대중앙병원의 보건관리센터였습니다.

보통 자위대 연수의관들은 연수가 끝나면 전국의 부대로 흩어져 자위대 의관으로 활동을 시작합니다. 저도 다른 사람과 마찬가지로 부대에서 근무할 생각이었지만 근무하기로 예정된 부대로부터 거절당하고 말았습니다. 정신과에서 진료를 받고 있는 의관은 관리하기 어렵다고 판단한 거겠죠.

이후 근무지가 된 자위대중앙병원에서도 내과의로서 일하는 것은 어렵다고 판정받아 보건관리센터에서 일하게 되었습니다. 1년 후에는 의사과˚로 이동했습니다. 진료와는 전혀 관련이 없는 부서였죠.

스스로 가정의학과 전문의로서 잘할 수 있겠다는 자신감은 없었습니다만, 그럼에도 임상의로 근무할 수 없다는 현실을 받아들이는 것은 역시 어려웠습니다.

그래도 의사과에 있을 때에는 나름대로 치바의대부속병원 가정의학과에 연수를 가는 등 의욕적으로 움직였습니다. 그럴 때도 이따금씩 '이럴 수는 없어!'라며 현실에 대한 갈등을 되풀이하곤 했지만요.

초조한 마음도 있는데다 병을 감별하는 동료 연수 의사들의 뛰어난 능력을 직접 목격하는 일도 겪자 '내가 정말 가정의학과 전문의가 될 수 있을까?'라는 불안이 더욱 커졌습니다. 시간이 갈수록 점점 더 자신감을 잃어 갔습니다.

저는 그런 불안을 가정까지 끌고 들어갔습니다. 당연히 아내와의 관계도 점점 어긋났습니다. 소아과 의사로 일하는 아내는 의사로 일하지 못하는 저를 답답하게 느꼈던 것 같습니다.

이를테면 가정의학과를 공부하면서 바이러스 환자에게 사용하는 거즈에는 항생물질을 쓰지 않는 게 좋다는 이야기를 아내에게 하자 "당신은 전문의도 아니고 임상도 안 했으면서 무슨 말을 하는 거야?"

라면서 내 의견을 제대로 들어주지 않았습니다. 오히려 제 말이 다툼의 원인이 되곤 했습니다.

자녀 양육에 대해서도 서로의 의견이 잘 맞지 않았습니다.

하루는 아버지로서 양육에 참여하기를 바라는 아내에게 "그럼 내가 육아휴직을 낼까?"라고 제안했습니다. 그러자 아내는 "어째서 당신이 쉬어?"라며 전혀 저를 상대해주지 않았습니다.

아내 입장에서는 제가 가정과 육아에 이리저리 참견하는 것이 의사라는 일에서 도피하려는 것으로밖에 보이지 않았던 겁니다.

---

* 병원의 수납 및 행정과 관련된 전반적인 업무를 하는 부서이다_ 편집자 주

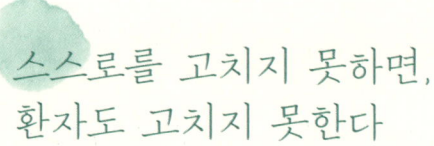
스스로를 고치지 못하면, 환자도 고치지 못한다

보건관리센터와 의사과에서 2년 동안 근무하고 나서 저는 드디어 임상 현장에 나서게 되었습니다. 하지만 저는 기쁨보다 불안이 더 컸습니다.

특히 가정의학과 연수를 통해 이 분야의 진료 범위에 막대한 부담과 책임을 느껴 결국 그 길을 단념했습니다. 대신 선택한 것이 정신과입니다.

정신과를 선택한 것은 나의 우울증을 어떻게든 해보고 싶다는 이유 외에도 다른 큰 이유가 있었습니다. 바로 정신과에는 분명한 진단 기준이 있다는 것이었습니다.

미국정신의학회의 진단 기준인 'DSM-IV'(Diagnostic and Statistical Manual of Mental Disorders : 정신장애 진단과 통계를 위한 매뉴얼)이 그것입니다. '기쁨의 상실', '억울한 기분', '식욕 없음', '먹을 수 없음', '잠들지 못함', '체중 감소', '집중력 저하', '성욕 저하', '죽고 싶다는 생각이 듦' 등의 증세 가운데 5가지 정도에 해당되면 우울증으로 진단합니다.

이거라면 저도 틀리지 않고 우울증을 진단할 수 있겠다고 생각했습니다. 가정의학과 의사를 꿈꿨을 때 진단의 어려움을 통감했던 제게 뚜렷한 진단 기준이 있다는 점은 매우 매력적이었습니다.

'정신과는 진단 기준에 의거해 판단하면 나름의 결정에 불안해하지 않을 수 있다.'

저는 그렇게 생각했습니다.

그래서 저는 세 번째로 정신과에서 연구 의사로 근무를 시작했습니다. 하지만 정신과 역시 제가 생각한 것처럼 편안한 세계가 아니었습니다.

정신과에는 분명 진단 기준이 있지만, 비슷한 증세를 보이는 유사 질환이 많습니다. 이를테면 한 환자를 두고도 어느 의사는 우울증이라고 진단하는가 하면, 또 다른 의사는 적응장애로 진단하는 경우가 있습니다.

만일 어떤 환자를 자율신경실조증으로 진단하면 현행 정신과 의료체계에서 그 환자는 평생 약을 복용해야만 합니다. 그런데 만약 이 진단이 틀린 것이라면 환자에게는 엄청난 일이 되고 맙니다.

그런 일을 생각하자 오진의 불안은 더욱 커졌습니다.

저는 늘 '내가 내린 진단이 틀리면 어쩌지?' 하고 벌벌 떨면서 환자를 진단했습니다. 진단을 내린 후에는 반드시 선배 의사에게 틀리지 않았냐고 확인했습니다. 그래도 오진의 불안을 떨칠 수 없었습니다.

경험을 아무리 많이 쌓아도 내가 내린 진단이 바른지 아닌지에 대해 좀처럼 자신이 생기지 않았던 것입니다.

연수 기간이 끝나고 주치의가 되자 담당하는 환자가 늘어났습니다. 그중에는 우울증을 견디다 못해 자살한 환자도 있었습니다.

이렇게 되자 '내 진단과 치료가 잘못되었던 게 아닐까?', '내가 좀 더 할 수 있는 일은 없었을까?' 하고 한없이 자신을 책망하는 마음과 후회가 들끓었습니다.

심지어는 '환자의 유족에게 고소를 당하면 어쩌지?' 같은 새로운 불안까지 생기고 말았습니다.

저는 수없이 그만두고 싶어져서 제 자신의 우울증을 고쳐주고 있던 주치의이자 상사에게 상담했습니다. 상사의 대답은 "다음에는 어떤 과에 갈 건데?"였습니다.

저는 이 질문에 대답할 수 없었습니다.

우울증은 약으로는
고칠 수 없어!

정신과 의사가 되었지만 제 우울증은 전혀 낫지 않았습니다. 주치의는 "약은 평생 먹어도 괜찮다"고 했습니다. 날마다 얼굴을 맞대는 제 환자들의 마음의 병도 좀처럼 낫지 않았습니다.

우울증에서 벗어나는 방법을 발견하지 못한 채 시간을 보내다 문득 정신을 차리고 보니 7년이란 세월이 흘러 있었습니다.

정신과에 오는 환자의 20~30%는 우울증입니다.

당시 저는 우울증 환자에게 항우울제를 처방했습니다. 그리고 대부분의 우울증 환자는 계속해서 약을 필요로 합니다. 잘못하면 평생 약을 먹어야만 합니다. 우울증은 재발 가능성이 매우 높기 때문입니다.

현재의 정신과 의료에서 우울증 진단을 받으면 그중 50%가 재발한다고 합니다. 두 번째 발병하면 70%가, 세 번째라면 90%가 다시 발병한다고 합니다.

우울증은 일단 회복되는 것처럼 보여도 일에 복귀하는 등 사소한 일로 재발할 가능성이 높습니다. 그 때문에 정신과 의사는 한 번 재발한 환자에게는 약을 계속 먹기를 권유하도록 교육받습니다.

우울증 환자에게 처방하는 항우울제는 뇌의 신경전달물질의 균형을 맞춰 우울증을 개선시키는 것을 목적으로 합니다. 대표적인 것이 앞에서 말한 선택적 세로토닌 재흡수 억제제입니다.

세로토닌이란 뇌 안에 있는 신경전달물질로, 세로토닌의 비중이 늘어나면 마음이 차분해지고 의욕이 생깁니다. 그 때문에 선택적 세로토닌 재흡수 억제제를 포함한 많은 항우울제는 뇌 안에서 세로토닌의 농도를 늘리는 것을 목적으로 합니다.

실제로 환자 중에는 항우울제를 복용한 후 '기분이 좋아진다', '조금씩 일을 할 수 있다'면서 증상이 개선되는 사람도 있습니다.

저는 병원에서 환자를 치료할 때 항우울제를 처방하면서도 우울증을 약으로 치료한다는 데 강한 의문을 가지게 되었습니다.

애당초 제 자신이 주치의에게 약은 평생 먹어도 괜찮다는 이야기를 듣고 7년 동안 약을 먹었지만 나을 기미가 보이지 않았기 때문입니다. 환자들도 같은 상태였습니다. 결국 저는 자신의 우울증도 고치지 못했고 환자들의 우울증도 고치지 못한 겁니다.

많은 정신과 의사의 치료는 약을 처방하는 것뿐입니다.

원래 정신과 진료를 받을 때 "당신은 병이 아닙니다"라는 말을 듣는 경우는 거의 없습니다. 반드시라고 할 만큼 어떤 병명을 얻습니다. 그와 동시에 약을 처방받습니다.

게다가 환자에게 심리적 대응이 필요할 때는 임상심리사가 대응합니다. 약과 카운슬링으로 환자가 나으면 좋은데 안타깝게도 대다수의 환자가 재발하고 맙니다.

우연히 찾아온 전환점

 약과 카운슬링에만 의존하는 정신과 치료방법에 대해 '정말 이것만으로 좋을까?'라는 의문이 제 안에서 점점 커졌습니다.

 '도대체 어떻게 하면 우울증 상태에서 벗어날 수 있을까?'

 그 답을 찾기 위해 의사가 아닌 사람이 쓴 책을 수없이 읽었습니다. 그러면서 점점 '나 자신의 사고방식과 주변 상황을 받아들이는 방법을 바꾸지 않으면 우울증 상태에서 벗어날 수 없다'는 생각에 이르게 되었습니다.

그런 제게 커다란 전환점이 찾아왔습니다.

경영 컨설턴트이자 번역가인 제임스 스키너가 쓴 《성공의 9단계》라는 성공철학 도서를 만난 것입니다.

제임스 스키너는 스티븐 코비가 쓴 《성공하는 사람들의 7가지 습관》을 일본어로 번역했습니다. 《성공하는 사람들의 7가지 습관》이 간행된 후에 《성공의 9단계》를 직접 쓴 겁니다. 이 책 속에서 제 시선을 끈 것은 '제3단계 – 무한 건강을 손에 넣는다'라는 문장이었습니다.

또한 책에는 '의사는 건강에 대해 아무것도 모른다. 의사는 원래 병의 전문가다. 모든 병의 정의를 가지고 있으나 건강에 대해서는 대답 불능에 빠져 있을 것이다'라는 내용이 있습니다.

이것은 의사인 제게 엄청난 충격이었습니다.

확실히 의사는 '대증요법'(표면적인 증상의 소실, 혹은 완화를 주목적으로 하는 치료법)의 전문가이지 건강 전문가는 아닙니다. 병과 치료에 대해서는 배워도 건강의 유지나 증진, 병의 예방은 거의 배우지 않습니다.

무엇보다도 건강에까지 생각이 이르지 못합니다. 의사 입장에서는 '치료'가 최우선입니다.

저도 예외는 아닙니다. '병이 생기면 약으로 치료한다'고 의대에서 배웠고 그것이 환자에게 도움이 된다고 믿었으니까요.

그러나 현대사회에서 늘어나는 병과 증세의 대다수는 생활습관이나 스트레스가 주원인으로 지목되고 있습니다.

그렇다면 그런 병을 고치기 위해서는 생활습관을 개선하고 스트레스를 해소하는 것이 정답입니다. 또 무엇보다 중요한 것은 평소 자신의 건강에 신경을 쓰는 것입니다.

그 책을 통해 이런 사실을 배웠습니다.

원인이 있기에
결과가 있다

《성공의 9단계》에는 우울증 개선에 도움이 되고 평소에 응용할 수 있는 많은 법칙들이 담겨 있었습니다.

이를테면 인간이 지닌 공통적인 동기로 쾌락과 고통의 원칙을 소개하고 있습니다. 이것은 '인간은 늘 쾌락을 얻으려 하고 고통을 피하려 한다'는 법칙으로, 간단하지만 인간의 행동을 이해하는 데 도움을 줍니다.

또 소제목을 읽는 것만으로 우울증 치료의 힌트를 얻을 수 있습니다. 몇 가지 예를 들어보죠.

- 지금의 나는 왜 이럴까?
- 질 높은 연상은 성공으로 가는 지름길
- 꿈의 실현은 동기부여에서
- 플러스가 되는 말, 마이너스가 되는 말
- 말은 감정의 증폭기다
- 당신에게 있어 가장 중요한 목표는 무엇인가

매사에는 원인이 있기 때문에 결과가 있습니다. 우울증에 걸린 것에도 원인이 있습니다.

'왜 우울증이 되었나….'
이 책을 읽고 저는 제 인생을 돌아봤습니다. 그러자 내가 우울증에 걸린 근본적인 원인이 보였습니다.

그 다음부터는 제 인생을 바꾸는 작업을 해보았습니다. 원인을 참고로 '나를 즐겁게 하는 사고방식'을 찾았고, 그것을 바탕으로 사고방식과 말을 바꾸고 인간관계를 바꾸는 데 착수했습니다. 8년 동안 근무한 자위대중앙병원을 그만두는 결단을 내린 것도 이 무렵입니다.

이 책에 소개된 식생활도 시도해봤습니다. '몸속부터 바꿔보자'는 생각에서였습니다.

그 결과 저는 우울증을 극복할 수 있었습니다.

우울증 약을 먹기 시작한 지 7년이 지난 후에야 사고방식과 식생활을 바꿈으로써 우울증을 극복할 수 있었던 것입니다.

일본인 5명 중 1명은 평생에 한 번은 우울증에 걸린다고 합니다. 후생노동성이 3년마다 전국의 의료시설을 대상으로 한 조사 결과에 따르면 우울증 환자 수는 1996년에는 43만 3천 명, 1999년에는 44만 1천 명으로 거의 보합세였습니다. 그런데 2008년이 되자 104만 1천 명으로 9년 동안 무려 2.4배나 증가했습니다.

이 숫자는 기분장애(우울증, 조울증, 기분변조증 등)의 총 환자 수로 의료기관에서 진료를 받지 않는 환자는 포함하지 않고 있습니다. 그러므로 실제로는 더 많은 환자가 있을 것으로 추정하고 있습니다.[*]

요즘은 누구나 우울증에 걸릴 위험을 안고 있습니다. 현대사회의 구조와 방식이 우울증을 일으키기 쉽기 때문입니다.

이제는 더 이상 성실하고 열심히만 살면 되는 시대가 아닙니다. 만약 당신이 지금 성실한 생각과 생활을 하고 있다면 그것은 곧 우울증

---

[*] 한국의 경우 건강보험심사평가원의 환자 통계에 따르면 2012년 우울증 환자 수는 60만 1,405명으로 2008년 환자 수인 47만 7,695명에서 4년 새 26%가량 급증한 것으로 조사되었다. 의료기관에서 진단을 받지 않은 환자를 포함하면 국내 우울증 환자 수는 약 90만 명으로 추정된다._ 편집자 주

에 걸릴 위험이 높다는 이야기이기도 합니다.

우울증을 어떻게 예방할까? 혹은 우울증 상태에서 어떻게 하면 탈출할 수 있을까?

이 책에서는 제 경험과 제 환자들의 경우를 참고하여 약을 사용하지 않고 우울증에서 벗어나고 재발하지 않는 습관을 익히는 것에 대해 이야기하고자 합니다.

chapter 2

의사에 대한 커다란 오해

우울증 진단의 우스운 현실

성실하고 사려 깊고 우울한

몸이 보내는 경고

"쉬어도 괜찮아."

최선을 다해야 한다는 강박관념

하고 싶지 않은데 열심히 하는 건 아닌가?

우울증을 유발하는 잠재의식

부모와의 관계를 돌아보라

우울증을 부르는 생각의 습관을 바꾸자

괴로운데 최선을 다하다 보면, 몸도 마음도 피폐해진다

의사에 대한 커다란 오해

의사는 건강의 프로라고 생각하는 사람이 있는데 그것은 큰 오해입니다. 사실 의사는 대증요법의 프로입니다. 무엇보다 의대에서는 건강에 대해 거의 배우지 않으니까요.

일본에서는 1960년대 후반부터 심근경색, 뇌경색, 당뇨병 등 이른바 '생활습관병'이 증가했습니다. 그에 따라 의료비가 늘어나자 질병 예방의 중요성이 대두되기 시작했습니다.

2008년부터는 40세부터 74세까지의 남녀를 대상으로 대사증후군(Metabolic Syndrome) 박멸을 위한 특정 검진과 특정 보건지도가 시작되었습니다. 현재 일본의 의료계는 병이 되기 전에 질병을 예방하는 것에 주력하고 있습니다.

이런 의료계의 흐름을 보면 더더욱 의사는 건강의 프로라고 믿을 수 있을지도 모릅니다. 그러나 누누이 이야기하지만 그것은 큰 오해입니다.

의대에서 미래에 의사가 될 학생들이 배우는 것은 '병'에 대해서입니다. 건강에 대해서는 거의 배우지 않습니다. 더 자세히 이야기하면 질병 예방이나 건강 증진에 대해 연구하려는 의사는 거의 없는 것이 현실입니다.

이는 우울증을 치료하는 의사들도 마찬가지입니다.

다른 병과 마찬가지로 우울증도 예방이 중요합니다. 그리고 우울증 예방에서 중요한 것은 생활방식과 인간관계를 다시 살피고 고쳐서 건강한 몸과 마음을 만드는 것입니다. 그런데 그것을 의사에게 요구해도 대부분의 의사들은 부응할 수 없습니다. 이것은 의사들에게 가장 힘든 분야일지도 모릅니다.

우울증 진단의 우스운 현실

대체로 정신과 의사는 앞에서 이야기했듯이 환자의 증상을 듣고 미국정신의학회의 진단 기준인 DSM-IV에 따라 병명을 진단합니다.

증상에는 '식욕이 없다', '잠들지 못한다', '체중이 감소한다', '집중력이 낮아진다', '두통이 있다', '죽고 싶다는 생각이 든다' 등이 있고, 이 중 5가지 정도에 해당되면 우울증으로 진단합니다. 그리고 치료를 위해 약을 처방합니다.

만약 당신이 우울증이라는 진단을 받고 싶다면 지금 열거한 증상을 정신과 의사에게 말해보세요. 틀림없이 우울증이라는 진단이 내

려질 겁니다. 웃자고 하는 이야기가 아니라 이것이 현재 우울증 진단의 현주소입니다.

실제로 우울증 진단을 받고 싶어 하는 사람도 있습니다. 여러분 중에도 그런 생각을 하는 분들이 의외로 많을지 모릅니다.

그렇다면 왜 사람들은 우울증 진단을 받고 싶어 하는 걸까요? 그 점을 생각해봅시다.

일, 부부관계, 자녀양육… 마주치는 일들이 자기 생각대로 되지 않으면 '다른 사람은 잘 하는데 왜 나는 못할까?'라고 고민하다가 의사나 주위 사람의 도움을 받고 싶기 때문이 아닐까요.

아니면 두통이나 초조함, 두근거림, 현기증, 불면증, 만성피로처럼 검사를 해도 원인을 알 수 없는 증상을 계속 안고 있자니 불안해져서 병명을 정해 안심하고 싶기 때문이 아닐까요.

성실하고
사려 깊고
우울한

일반적으로 '성실한 사람이 우울증에 걸린다'고 합니다. 성실하고 꼼꼼한 사람일수록 우울증에 걸리기 쉽고, 반대로 불성실하고 대충대충인 사람일수록 우울증에 잘 걸리지 않는다고도 할 수 있습니다.

또 우울증에 걸리기 쉬운 사람은 우울한 상태가 된 것에 대해서도 '나에게 문제가 있기 때문이다', '내가 제대로 하지 못했기 때문이다', '내가 형편없는 인간이기 때문이다'라고 자신을 탓합니다. 일상생활에서도 마찬가지입니다. 좋지 않은 점만 보고 부정적인 것만을 생각합니다.

이래서는 악순환이 될 뿐입니다. 기분도 점점 가라앉습니다.

제 경우도 그랬습니다. '환자를 제대로 진찰할 수 있을까?', '진단이 틀리면 어쩌지?' 같은 부정적인 생각만 계속하며 스스로를 몰아붙였습니다. 이에 대해서는 앞에 쓴 그대로입니다.

우울증에 걸리기 쉬운 사람은 성실하고 사려 깊은 사람입니다. 그러나 그것이 자기부정으로 이어져 자신을 무가치한 존재로 생각하고 맙니다.

제 경우 우울증에 걸린 연수 의사 시절, '저것에서 손을 뗄 수 없어', '이것도 적당히 해선 안 돼' 하고 모든 부분에 완벽을 기하다가 그게 불가능하자 불안해졌던 것입니다. 저도 분명 성실한 부분이 있었기에 우울증에 걸리기 쉬운 사고방식을 지니고 있었던 겁니다.

결국 우울증에 걸리는 사람은 '우울증에 걸리는 사고방식'을 가지고 있습니다. 그리고 성실한 탓에 적당히, 즉 알맞을 때 손을 뗄 수 없습니다.

사실 '성실한 사람'이란 말은 조금만 방향을 바꾸면 융통성이 없다는 의미도 포함하고 있습니다. 융통성이 없는 사고방식 때문에 자신을 괴롭히는 것입니다.

괴로울 때는 적당히 손을 빼는 것도 좋지 않을까요.
그런 발상을 가지는 것만으로도 마음이 훨씬 편안해집니다.

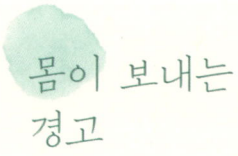
몸이 보내는
경고

 최근에는 직장 우울증이 늘어나고 있습니다.
 후생노동성에 속한 노동정책연구기구가 전국 5천여 개의 일터를 대상으로 조사한 결과 전체의 57%에 달하는 사업소에 우울증을 앓는 종업원이 있다는 것이 밝혀졌습니다.
 지나치게 많은 업무량, 상사의 심한 질책 등 업무상의 스트레스로 우울증에 걸려 재해보상을 신청하는 사람은 해마다 증가해 지난 10년 동안 약 6배 늘어났습니다.
 직장인이 우울증에 걸리는 직접적인 계기는 사회생활, 즉 직장 내 구조조정이나 권고사직, 인간관계에 따른 스트레스라고 합니다.

다음의 이야기는 직장의 최전선에 있는 한 샐러리맨의 사례입니다.

모 기업체에 근무 중인 B과장은 부하 중에서도 특히 전문기술 이해력이 높고 성실한 A씨에게 기대를 걸고 공장의 기술 지도를 담당하도록 명령했습니다. A씨는 지식과 기술을 익히는 게 빨라 과장의 기대대로 불과 반년 만에 기술 지도가 가능하게 되었습니다.

그런데 어느 날 A씨가 자료를 준비하지 못해서 기일에 맞추지 못하는 사태가 발생했습니다. 평소 기일이 되기 전에 자료를 준비해 왔던 A씨에게 그런 일이 벌어졌던 겁니다.

과장이 A씨에게 어찌 된 일인지 확인하자 "심한 두통이 생기고 몸이 좋지 않아 자료를 만들지 못했습니다"라는 대답이 돌아왔습니다. 과장은 A씨를 질책하면서도 다른 한편으로는 용기를 주며 격려했습니다.

"자네라면 꼭 할 수 있을 거야. 두통은 약을 먹어 고치고 빨리 일을 정리하게!"

A씨는 대답했습니다.

"최선을 다하겠습니다."

그런데 그 후에도 일이 진행되지 않았고, A씨는 결국 결근하고 말았습니다.

A씨가 느낀 '두통과 몸이 좋지 않다'는 증상은 몸이 지르는 비명이었습니다. 일이 힘들고 피곤하다고 몸이 보내는 경고 사인이었던 겁니다. 저도 예전에 '병원에 출근하고 싶지 않다', '식욕도 기력도 성욕도 없어졌다'고 느낀 적이 있습니다. 이것 역시 몸이 보내는 경고 사인이었던 겁니다.

> "쉬어도 괜찮아."

화재경보기가 울리면 곧바로 불을 꺼야 합니다. 무시하면 화재는 점점 커져 걷잡을 수 없게 됩니다.

몸이 보내는 경고 사인도 마찬가지입니다. 깨닫지 못하고 그대로 놔두면 상황은 악화됩니다.

회사에서 열심히 일하고 있는 젊은 회사원이 있다고 칩시다. 상사는 그런 그를 인정하지 않고 오히려 "자네는 일이 너무 늦어. 뭘 시켜도 안 되는군"이라고 비난해버립니다. 또한 거래처에서도 "전 담당자가 좋았다"는 불평이 이어진다고 합시다.

이런 상태에서 젊은 회사원이 계속 열심히 일만 하면 어떻게 되겠습니까? 삶의 방식을 부정당했다고 생각한 그는 마음뿐만 아니라 몸도 피폐해져 우울증에 걸리겠죠.

직장인들 중에는 업무 스트레스로 우울증에 걸리지 않더라도 자율신경실조증이나 위궤양, 과민성대장증상 등이 생기는 사람도 적지 않습니다. 심지어 과로사하는 사람도 있습니다.

몸이 보내는 경고 사인을 무시하면 과로사나 자살이라는 사태를 초래할 수 있습니다. '잠들지 못한다', '식욕이 없다', '두통이 있다' 등 우울증의 증상으로 소개되는 것은 바로 몸이 알려주는 경고 사인입니다. 그럴 때 당신은 몸과 마음이 피곤한 겁니다.

그 경고 사인을 받아들이세요. 그리고 대처하세요.

지금의 생활방식이나 업무방식은 나에게 괜찮은 것일까? 너무 열심히 사는 게 아닐까? 그렇게 자신에게 묻고 자신을 바꿔 보세요.

여기서 경고 사인의 예를 몇 가지 더 들어보죠.

정신적인 증상으로는 '아무것도 하고 싶지 않다', '체력이 떨어져 기운이 없다', '집중력이 떨어져 일이나 공부를 계속할 수 없다', '이유도 없이 불안하다', '안절부절못하고 초조하다' 등이 있습니다.

신체적인 증상으로는 '밤에 잠들기가 힘들다', '아침에 일어날 수가 없다', '두통이 있다', '어깨가 결린다', '미열이 난다', '쉽게 피곤해진다', '피로가 풀리지 않는다', '설사나 변비가 쉽게 생긴다' 등이 있습니다.

이런 증상이 있다면 평소보다 자신을 잘 돌보고 스스로를 편안하게 만드는 사고방식으로 바꾸길 권합니다.

마음과 몸이 모두 피곤할 때는 평소보다 더 많이 쉬어야 합니다. 그러면 회복됩니다. 그때는 쉬는 자신을 절대 탓하지 마세요. 그래서는 기껏 쉬어도 증상만 악화될 뿐입니다. "쉬어도 괜찮아"라고 쉬는 자신에게 말해주세요.

한편 직장이나 학교를 휴직, 또는 휴학할지는 잘 생각해보세요. 지금 일이나 공부를 계속하고 싶은 사람은 쉬더라도 빨리 복귀하길 권합니다. 쉴 때는 평소보다 자신을 더 돌보면서 자신이 무엇을 하고 싶은지를 생각해야만 합니다.

지금 일이나 공부를 계속하고 싶지 않은 사람은 '이 증상은 내가 정말 무엇을 하고 싶은지 생각할 시간임을 알리는 것이다'라고 여기는 게 좋습니다.

최선을 다해야 한다는
강박관념

　　　　　　제가 우울증 진단을 받고 약을 복용하던 시절
에는 늘 '식욕이 없다', '잠이 얕다' 등의 증상이 있었습니다.
　지금 생각하면 하고 싶지 않은 일을 지나치게 열심히 했기 때문에 심신이 피폐해진 거겠죠. '하고 싶지 않지만 제대로 하지 않으면 안 된다'처럼 자신을 괴롭히는 사고방식에 사로잡혀 끊임없이 나를 구석으로 몰아넣었던 겁니다.
　하고 싶지 않은 일, 혹은 할 수 없는 일에서 오는 불안을 계속 안고 있으면 힘들어지기만 할 뿐입니다. 실제로 하고 싶지 않은 일과 할 수 없는 일에 대해 어떻게 하면 좋은지 속으로 되물어도 해결책은 나오기 어렵습니다.

그런가 하면 우울증에 걸리는 사람은 주어진 일을 잘 할 수 있는데도 스스로를 인정하지 못하는 경우가 많습니다. 자신을 믿지 않기 때문에 '제대로 못 하고 있다', '잘 할 수 없다'고 생각해버리고 맙니다.

제가 자위대중앙병원에서 정신과 의사로 있을 때 우울증이라고 진단한 환자 중에는 지나치게 열심인, 이른바 과로 상태인 사람이 많았습니다. 너무 열심히 산 결과 몸과 마음이 지쳐서 우울해진 것입니다.

알아두어야 할 점은 지나치게 열심히 사는 게 스트레스 과잉으로 이어진다는 것입니다. 어려서부터 우리는 누군가로부터 일이나 공부를 강요받고, 이를 통해 성실함을 익혀 왔습니다.

이럴 때 우리는 마음속 어딘가에서 '하고 싶지 않은 일을 억지로 하고 있다'고 생각합니다. 하지만 최선을 다해야만 한다는 강박관념으로 끝까지 열성을 다합니다.

주저앉고 싶을 만큼 괴로운데도 최선을 다하다 보면 마음도 몸도 피폐해집니다. 결국에는 우울증 상태에 이르는 사람도 있습니다.

저는 열심히 사는 게 '좋다/나쁘다'라고 말하는 것이 아닙니다. 모두에게 전하고 싶은 것은 자신의 페이스를 넘어 지나치게 열심히 살면 언젠가는 경보 장치가 울린다는 것입니다.

우울증 증상은 "나를 돌보아줘"라는 몸이 보내는 사랑의 메시지라는 것을 받아들여주세요.

하고 싶지 않은데 열심히 하는 건 아닌가?

　　　　현대인들은 하고 싶지 않은 일을 하는 데 익숙해진 것 같습니다. 하고 싶지 않은 일에 익숙해진 나머지 내가 정말로 무엇을 하고 싶은지에는 둔감해진 느낌도 있습니다.
　우울증 환자들을 매일 접하다 보면 이런 점을 강하게 느끼게 됩니다. 그러면 왜 그렇게 된 걸까요?

　그것은 어린 시절의 경험이 크다고 생각합니다.
　어린 시절, 부모의 지시로 수험 공부나 운동 등 좋아하지 않은 일을 계속해온 사람들이 의외로 많습니다.

부모는 아이에게 '너를 위해서'라며 피아노다 영어다, 다양한 공부를 시킵니다. 학원에 공부교실, 야구와 축구에 테니스… 배워야 할 것이 대여섯 가지 이상 되는 아이도 있습니다.

그런데 이런 공부는 대체로 아이의 적성이나 좋고 싫음을 무시하고 부모님이 맘대로 결정합니다. 그런 부모에게 아이는 "그건 싫어", "나하고 맞지 않아"라는 말을 좀처럼 하지 못합니다.

결국 많은 아이들이 좋아하지도 않는 일을 참으면서 계속하고 있는 건 아닐까요?

이런 상태를 오랫동안 유지하며 하고 싶지 않은 일을 하는 데 익숙해지면 어른이 되어 우울증 증상이 생겨도 그 원인을 깨닫지 못합니다. 특히 직장이나 가족 관계에서 무시당해 우울증이 생기는 경우에는 더욱 그렇습니다.

앞서 이야기한, 몸이 보내는 경고 사인을 직접 느끼고 깨달았다면 자신에게 되물어 봅시다.

'하고 싶지 않은데 지나치게 열심히 하고 있는 건 아닌가?'라고요. 최선을 다해야 한다는 생각을 버리고 '할 수 있으면 OK' 정도의 마음을 가지면 편안해집니다.

이 방법은 불면에 시달리는 환자에게도 종종 하는 이야기입니다.

자야만 한다고 생각하면 할수록 잠들기 힘들어집니다. 그러니 '잠들면 좋겠다' 정도로 생각하는 겁니다.

실제로 잠에 집착하지 않는 사람이 훨씬 빨리 잠듭니다.

우울증을 유발하는
잠재의식

 우울증에 걸리기 쉬운 사람의 특징으로는 자기 긍정 마인드가 적어 스스로를 믿지 못한다는 점을 꼽을 수 있습니다.
 게다가 '이렇게 해야만 한다'는 고정관념에 사로잡혀 있습니다. 애꿎게도 이 고정관념은 무의식 속에 잠재의식으로 존재하고 있습니다.
 잠재의식이란, 말 그대로 '자각하지 못한 채 숨어 있는 의식'입니다. 우울증을 개선하기 위해서는 이 잠재의식에 존재하는 고정관념을 바꾸는 것이 효과적입니다.
 앞에서도 잠시 언급했지만 우울증에 걸리는 사람은 우울증에 걸리는 사고방식을 가지고 있습니다. 우울증 상태에서 벗어나기 위해서는 그런 사고방식을 바꾸는 게 중요하며, 특히 잠재의식을 바꾸는 방법이 매우 효과적입니다.

그러면 우울증에 걸리기 쉬운 사람에게는 어떤 잠재의식이 숨어 있을까요? 거꾸로 우울증에 잘 안 걸리는 사람은 어떤 잠재의식을 가지고 있는 걸까요?

예를 들어 회사원 B씨와 C씨가 각각 새로운 프로젝트의 책임자 자리를 제안받았다고 합시다.

B씨는 '내게는 짐이 너무 무겁다. 할 수 없다'고 생각하면서도 상사의 이야기를 거절하지 못해 승낙합니다.

C씨는 '이제까지 경험은 없지만 재미있겠다'고 생각하며 흔쾌히 승낙합니다.

새로운 프로젝트의 책임자라는 동일한 임무라도 두 사람은 전혀 다른 방식으로 받아들입니다. 이것이 우울증에 걸리기 쉬운 사람과 그렇지 않은 사람의 다른 잠재의식입니다.

우울증에 걸리기 쉬운 사람은 B씨입니다. 뭔가를 시작하기 전부터 '나는 안 될 거야'라고 생각하고 맙니다. 혹은 '실패할지도 몰라'라고 처음부터 불안해하기도 합니다. 이것은 자기긍정 마인드가 적어 스스로를 믿지 못하기 때문입니다.

한편 우울증에 잘 안 걸리는 타입인 C씨는 어떻습니까? 재미있을 것 같다며 흔쾌히 받아들입니다. 그렇게 생각하는 것은 자신의 가능성을 믿기 때문입니다.

거듭 말하지만 우울증에 걸리기 쉬운 사람은 자신을 괴롭히는 사고방식이 잠재의식에 있습니다. 그 잠재의식을 바꾸면 훨씬 편안해집니다. '나뿐만 아니라 다른 사람까지 사랑하면서 자신을 100% 믿는다'는 잠재의식을 가지면 우울증에 걸리기 어렵겠죠.

부모와의 관계를 돌아보라

우울증을 일으키는 최대 원인 중 하나로 부모와의 관계를 들 수 있습니다. 사실 이것이 우울증의 원점이라고도 할 수 있죠.

'어떤 부모인가?', '부모가 아이를 어떻게 키웠는가?'에 따라 우울증에 걸리기 쉬운 사람이 생깁니다. 앞서 우울증에 걸리기 쉬운 사람은 우울증에 걸리는 사고방식을 가진 경우가 많다고 이야기했습니다만, 그 사고방식의 대다수는 부모가 만든다고 해도 과언이 아닙니다.

이를테면 아이가 자라면서 부모에게 "뭘 해도 엉망이라니까!", "언니는 잘 하는데 너는 대체 왜 그러니!" 같은 말을 늘 들었다거나 안 좋은 면만 지적받았다면 스스로를 어떻게 생각할까요?

대부분의 아이가 '나는 살 가치가 없다', '나는 있으나 마나 한 존재야'라고 스스로를 부정하게 됩니다. 그리고 그런 자기부정의 사고방식이 잠재의식에 자리잡게 됩니다.

저의 이야기입니다.

제 어머니는 인간을 학력으로 평가하는 사람이었습니다. 대기업의 엘리트 사원이나 의사, 변호사 등 사회적 지위가 높은 사람만 인정하는 편향된 사고와 고정관념에 사로잡혀 있었습니다.

그 가치관은 아들인 제게도 냉정하게 적용되었습니다. 어머니는 어린 시절부터 늘 좋은 성적과 좋은 학력을 요구했고 오직 그것에만 가치를 두었습니다. 사회적으로 성공한 사람이 될 것을 요구했고 끈질기게 강조했습니다.

저는 속으로는 반항하면서도 겉으로는 착한 아들을 연기하며 어머니의 의사에 따라 공부에 최선을 다했습니다. 초등학교 때는 어머니의 미소를 보기 위해 부정행위까지 해가며 좋은 성적을 얻으려고 한 적도 있습니다. 그러나 좋은 성적을 얻는다고 스스로에게 자신감을 갖게 되는 것은 결코 아닙니다. 오히려 그 반대입니다.

우울증 환자들에게 멘탈테라피를 진행하면서 강하게 느낀 점은 모두들 자기부정이라는 관념의 포로라는 점입니다. 스스로를 믿지 못하고 자존감도 없어서 자신을 사랑하지 않습니다. 우울증에 걸린 것조차 스스로를 비하하는 이유가 됩니다.

"내가 약한 사람이기 때문이야."

"나는 별스럽게 예민하니까."

이런 상태에서 무슨 의욕이 생기겠습니까? 자기긍정 마인드를 가지고 스스로를 좋아하게 되면 인생이 좀 더 편안해집니다. 결과적으로 우울증 상태에서 벗어날 수 있습니다.

저는 '우울증을 예방하고 싶다', '환자들이 우울증에서 벗어나 재발하지 않도록 도움을 주고 싶다'고 생각하고 긴 시간을 거쳐 약을 사용하지 않는 정신과 의사로 활동하고 있습니다.

저의 우울증 치료법은 원칙적으로 약을 처방하지 않습니다. 그 대신 멘탈테라피를 진행함으로써 환자들이 몸과 마음의 건강을 되찾도록 돕고 있습니다. 현재는 보다 많은 사람에게 약을 사용하지 않는 정신치료요법을 진행하고 싶다는 생각에서 멘탈테라피스트 양성 강좌도 실시하고 있습니다.

다음 장에서는 이 멘탈테라피를 바탕으로 우울증을 치료하는 20가지 습관에 대해 소개하겠습니다.

chapter 3

상대를 바꾸려 하지 않는다

관계에서는 '좋다/나쁘다'라고 평가하지 않는다

상대에 대한 기대를 버린다

자신을 우선순위에 둔다

의무나 책임으로 선택하지 않는다

인간관계를 심플하게 하는 습관

행복의 지름길은 '내가 변하는 것'이다

습관 1

상대를 바꾸려 하지 않는다

우울증에 걸리는 사람의 대다수는 인간관계나 타인과의 의사소통이 직접적인 고민의 원인이 됩니다.

살다보면 인간관계에 실패하는 경우가 수없이 많습니다.

이를테면 회사에 갈 때 기분이 좋지 않다고 느끼는 경우는 대체로 직장 내 인간관계에 원인이 있습니다. 가족과 함께 있을 때 기분이 가라앉는 경우는 가족과의 관계에 문제가 있는 겁니다.

집단 속에서 생활하다 보면 인간관계로 원치 않게 괴로워지는 일이 많습니다. 또 같은 스트레스라도 사람에 따라 받아들이는 정도가 다릅니다. 도대체 어떻게 하면 우울증에 걸리지 않는 인간관계를 만들어 마음이 편해질 수 있을까요?

◎
기대가 크면 마찰이 생긴다

 세상에는 자기 의견이나 생각을 주장하고 싶어 하는 사람들이 많습니다. 그러나 그들과 모든 면에서 완전히 똑같은 생각을 갖고 동조해 줄 수 있는 사람은 없습니다. 이는 부모 자식 관계나 부부 사이라도 있을 수 없는 일이죠.
 그럼에도 불구하고 자기 의견을 상대에게 인정하게 하고 끝까지 관철시키려는 사람이 있습니다. 그래서 인간관계에서 다양한 마찰이 생깁니다.
 그러면 말다툼이나 싸움은 왜 일어나는 걸까요?
 그것은 '나는 옳고 상대가 틀렸다'고 생각하고 속으로 상대가 변하길 기대하기 때문입니다.

 하나의 예를 들어보죠.
 제 환자 중에는 늘 의견이 부딪히는 부부가 있었습니다. 평소 아내인 D씨는 하루에 몇 시간씩 파트타임으로 일하면서도 식사 준비와

청소 등 가사를 대부분 담당했습니다.

혼자 일과 가사를 병행하기가 쉽지 않았기 때문에 D씨는 주말이면 집에서 빈둥대는 남편 E씨에게 자연히 불만을 가지게 되었습니다. 그리고 그것을 입 밖으로 꺼내는 경우도 종종 있었습니다.

'쉬는 날 정도는 집안일을 도와주면 안 되나?'

'휴일 정도는 아이들과 놀아달라고!'

한편 남편인 E씨는 생각했습니다.

'평일은 회사에서 일하느라 피곤하니까 주말쯤은 맘대로 하게 내버려 두라고….'

서로의 생각이 이렇게 달랐기에 D씨가 아무리 불만을 쏟아내도 E씨의 태도는 조금도 변하지 않았습니다.

D씨는 자기 말을 들으려 하지 않는 E씨에게 섭섭한 마음이 생겼습니다. 그것이 E씨에 대한 분노가 되었고 그 마음을 참다보니 D씨는 어느새 우울증 상태가 된 것입니다.

◯

행복의 지름길은 나에게서 찾는다

D씨가 우울증에서 벗어나는 가장 간단한 방법은 무엇일까요?

바로 '내가 변하는 것'입니다. 좀 더 구체적으로 말하자면 상대는 그대로 두고 자신의 사고방식을 바꾸는 겁니다.

남편도 아내도 전혀 다른 환경에서 자라 다른 가치관을 가지고 있습니다. 남편에게는 남편의, 아내에게는 아내의 생각이 있습니다. 부부 사이라고 해도 상대의 의사를 무시하고 사고방식을 바꾸려는 것은 힘듭니다.

바로 그 점을 받아들이면 아주 편안해집니다. 즉 '상대는 바뀌지 않는다'는 점을 받아들이는 것입니다.

상대를 내 마음대로 바꿀 수 없다고 해도, 자신을 바꾸는 것은 스스로의 의지로 선택할 수 있습니다. 따라서 지금 관계에 불만을 느꼈을 때 상대를 바꾸는 게 아니라 나를 바꾸자고 결심하는 것입니다.

이런 원칙을 세우면 부부뿐만 아니라 모든 인간관계가 훨씬 편안해집니다. 그렇다고 무작정 참으라는 말이 아닙니다. 나를 바꾸면 불만이 기쁨으로 바뀌면서 멋진 변화가 일어납니다.

◎

인간관계를 편안하게 유지하는 법

상대의 의사를 거스르면서 행동을 바꾸려고 하는 것을 선택이론에서는 강압적 통제(External Control)라고 합니다.

이를테면 직장에서 상사가 부하를 강압적 통제로 다루는 경우가 있습니다. 이때 상사에게는 '내 의견이 맞다', '나와 마찬가지로 회사에 도움이 되는 견해를 가지도록 부하를 키우고 싶다', '부하의 생각을 바꿔주는 것이 부하와 회사를 위한 것이다'라는 생각이 근저에 있습니다. 그래서 의식적이나 무의식적으로 부하를 바꾸려고 하게 됩니다.

그러나 상사가 자신과 동일한 사고방식을 강요한다고 해서 과연 부하가 바뀔까요?

표면적으로는 바뀌는 것처럼 보일지도 모릅니다. 그러나 단순히 상사의 명령을 받고 그런 것처럼 행동하는 것일 뿐 부하의 사고방식이 근본적으로 바뀌는 건 아닙니다.

이렇게 상대를 배려해 좋은 일이라고 생각하더라도 힘(권력이나 강제력)으로 상대를 바꾸려고 하면 인간관계는 힘들어집니다.

그와 동시에 듣는 사람도 '상대가 이렇게 하라고 했으니까'라는 이유만으로 자신을 바꾸려고 하면 지치게 됩니다. 상대에게 맞춰 억지로 자신을 바꾸기란 힘듭니다.

결국 인간관계에서 가장 중요한 것은 상대에게 자신을 맞추는 방식이 아니라, 자신만의 방법으로 스스로를 믿고, 상대를 존중하는 인간적인 방식입니다.

두 사람이 있을 때 누군가가 일방적으로 참으면 그 사람이 우울증에 걸리게 됩니다. 이때 또 상대의 우울을 자신의 책임으로 생각하면 둘 다 우울증이 되는 경우도 있습니다.

'상대는 바뀌지 않는다.'

내가 편안해지기 위해서는 이 점을 받아들이세요. 그리고 자신이 좀 더 편안해질 수 있도록 스스로를 조금씩 바꿔나가야 합니다.

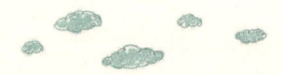

자신을 바꾸는 것은 스스로의 의지로 선택할 수 있습니다.
지금 관계에 불만을 느꼈을 때
상대를 바꾸는 게 아니라 나를 바꾸자고 결심하는 것입니다.

> 습관 2

관계에서는 '좋다/나쁘다'라고 평가하지 않는다

이번에는 부부나 연인, 나아가 부모와 자식 등 쉽게 떨어질 수 없는 관계에 어떻게 대처하는지에 대해 살펴봅니다.

이런 관계에서 가장 중요한 것은 자신과 다른 가치관도 있는 그대로 받아들이는 것입니다. 변하지 않는 상대나 변하지 않는 상태에 대해 고민하기보다 모두가 다르고, 다른 모든 게 좋다고 생각하고 받아들이면 훨씬 편안해집니다.

여기서는 이를 위한 구체적인 방법을 이야기하겠습니다.

누구의 탓도 아니다

긴 인생을 함께 보내는 가족의 경우 서로가 서로에게 영향을 끼칩니다. 그러나 사고방식이나 가치관까지 같다고는 할 수 없습니다.

생각의 차이 때문에 충돌이 생겼을 때 "당신 탓이야", "저 녀석 탓이야"라고 서로 탓하거나, 아니면 "내가 잘못했어"라고 자책해서는 괴롭기만 할 뿐입니다.

가족이라고 해도 상대와 나는 다릅니다.

상대를 있는 그대로 받아들이고 자신도 있는 그대로 받아들여야 합니다. 그것만으로도 생활이 훨씬 편안해집니다.

만약 상대를 받아들일 수 없을 때는 참는 게 아니라 상대와 웃으면서 지낼 수 있는 거리를 만들기를 권합니다.

내가 편안해지면 마음에 여유가 생기기 시작합니다. 그러면 괴로운 일이나 힘든 일을 당하더라도 '뭐 어때' 하고 대수롭지 않게 넘기는 경우가 많아집니다.

말은 있는 그대로 듣는다

상대를 있는 그대로 받아들이지 못하면 상대와 대화해도 처음부터 '그건 잘못됐는데…'라고 상대를 부정하면서 듣게 됩니다. 이런 생각은 말로 하지 않더라도 표정에 드러납니다.

그러면 이 상황을 알아차린 상대도 기분이 좋지 않습니다. 이야기하면 할수록 분위기만 험악해지겠죠.

상대를 있는 그대로 받아들이고자 할 때는 상대의 말을 들으면서 '좋다/나쁘다'는 평가를 하지 않도록 합니다.

이 사람의 말을 들어주고 싶다고 생각할 때는 '이 사람의 말이 사실일까, 아닐까?'라는 의심을 버리고 상대가 하는 말이 그에게는 진실이라고 생각하고 들어보세요.

이 경우 상대에게는 진실이기 때문에 내 가치관으로 상대를 평가할 필요가 없습니다. 그러므로 이러저러한 생각을 버리고 상대의 이야기를 들어줄 수 있는 것입니다.

카운슬링 방법에는 상대의 이야기에 귀를 기울이는 경청이 있습니다. 이것은 상대를 내 마음속에서 평가하려는 생각을 버리면 쉽게 할 수 있습니다.

'당신 때문이야' 혹은 '내 마음을 알아줬으면 좋겠어'라는 생각이 강하면 대화 구석구석에 "당신은 이렇게 해야만 해"라며 가치관을 무의식적으로 강요하게 됩니다. 그 생각은 때로 비판이나 질책이 되기도 합니다. 이러면 인간관계에 마찰이 생기고 서로 힘들어집니다.

또 매사가 자기 마음대로 되지 않을 때 상대를 평가하고 바꾸려는 사람은 '너에게 문제가 있기 때문이야', '네가 그렇게 하지 않기 때문이야'라고 자동적으로 생각하게 돼 자기도 모르는 사이에 충돌이 일어납니다.

앞에서 저는 연수 의사 시절에 결혼한 아내와의 관계가 점차 나빠졌다고 이야기했습니다. 그 후로도 험악한 상태가 이어져 결국 결혼 9년차에 이혼했습니다.

관계가 삐걱거리기 시작한 이후 둘의 대화는 점점 어긋났습니다. 돌이켜보면 서로 '상대가 이렇게 해야만 한다'는 가치관을 밀어붙였기 때문이라고 생각합니다.

먼저 이혼 이야기를 꺼낸 것은 아내였습니다. "당신과는 함께 살 수 없어"라고 이야기하더군요. 저는 그녀의 말을 듣고 "다시 시작하고 싶다"고 이야기했지만 아내는 받아들여주지 않았습니다.

이혼 후 3년이 흘러 저는 재혼했습니다. 지금의 아내와 살기 시작하고 몇 년이 지났지만 그녀와의 관계에서도 상대는 바꿀 수 없다는 사실을 배워가고 있습니다.

◎
네 탓이라는 착각

"파트너와의 관계가 어렵다"고 말하는 사람은 상대를 소유하려는 마음이 있기 때문은 아닐까요? 아니면 파트너와 자신이 동일하다고 생각하고 있지는 않나요?

앞에서도 이야기했듯이 파트너와의 관계를 편안하게 하는 방법은 상대를 있는 그대로 받아들이는 겁니다. 그리고 상대의 말에서 '좋다/나쁘다'는 평가를 버려야 합니다.

이때 '나는 나로서 좋다'고 생각하면 상대를 있는 그대로 받아들이기 쉽습니다. 그리고 자신의 마음이 온전하고 편안하면 상대와의 관계도 안정됩니다.

이것은 부모와 자식의 관계에서도 마찬가지입니다.

'나는 아이를 사랑하기 때문에 착한 아이가 되도록 단단히 가르쳐야 한다'는 생각은 애정을 착각한 것입니다. 아이가 바라지 않는 것을 강요해 바꾸려고 하면 부모 자식의 거리만 멀어질 뿐입니다.

힘으로는 상대를 절대 바꿀 수 없습니다. 평가를 버리고 가족의 모습을 그대로 받아들여야 합니다. 그것이 가족 안에서 우울증을 만들지 않고, 스스로도 우울증이 되지 않는 비결입니다.

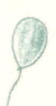

'나는 나로서 좋다'고 생각하면
상대를 있는 그대로 받아들이기 쉽습니다.
그리고 자신의 마음이 온전하고 편안하면
상대와의 관계도 안정됩니다.

습관 3

상대에 대한
기대를 버린다

상대를 바꿀 수는 없습니다. 그 사실을 잘 알면서도 살다 보면 그래도 상대를 바꾸고 싶을 때가 있습니다. 그런 경우에는 어떻게 하면 될까요?

◯

당신이 변하면 상대는 바뀔지도 모른다

습관 1에서 이야기했듯이 상대를 바꾸고 싶다는 생각은 '내가 옳고 당신이 틀렸으므로 당신이 바뀌어야만 한다'고 생각하는 경우에

발생합니다.

그러나 이 사고방식을 유지하면 상대와의 관계는 전혀 달라지지 않습니다. 결국 상대를 바꿀 수 없으니까요.

그러므로 관계를 바꾸고자 한다면 내가 변해야 합니다. 상대를 변화시킬 수는 없지만 나는 얼마든지 변할 수 있습니다.

당신이 바뀌면 상대가 바뀌는 경우도 있습니다. 당신이 바뀌어 가는 데 이끌려 상대도 바뀌고 싶다는 생각을 하는 경우가 그렇습니다. 이것을 저는 '먼저 바뀌어 설득한다'고 합니다.

물론 내가 바뀌어도 상대가 그대로인 때도 있습니다. 바뀔지 말지는 상대가 결정하기 때문입니다. 그것은 내가 어떻게 할 수 있는 문제가 아닙니다. 그러므로 상대가 바뀌느냐 아니냐는 신경 쓰지 않습니다. 내가 달라짐으로써 내가 즐거워질 뿐 상대의 변화는 기대하지 않는 겁니다.

상대가 변하길 바란다는 것은 상대에 대한 기대의 표현입니다. '이렇게 되었으면 좋겠다'는 내 바람을 상대에게 강요하는 것입니다. 그러나 상대는 내 생각대로 되지 않습니다. 그래서 초조하고 낙담하는 것입니다.

당신이 부모나 직장 상사처럼 우위의 입장에 서 있는 경우 상대는 당신의 지시를 싫어도 따를 수밖에 없습니다. 그러나 인간관계에서 상대방을 힘으로 제어하려고 하면 상대는 불만이 생겨 의욕이 사라집니다. 아니면 반발하는 경우도 있습니다.

이런 경우 어떻게 될까요? 끝내 당신을 거부하기 시작하겠죠. 그 결과 당신의 마음도 섭섭해집니다. 결국은 서로가 괴로운 상황에 빠질 뿐입니다.

◯

부모의 훈육이 아이의 인간관계에 영향을 미친다

상대에게 거는 기대가 특별히 도드라지는 경우가 바로 부모와 자식 관계입니다. 가장 많은 시간을 공유하며, 가치관을 대물림하기에 가족 내의 정서는 사회적으로 큰 영향을 미치기도 합니다.

정신과에서는 세로토닌 부족이 우울증의 원인이라는 이론이 주장되고 있지만, 어째서 세로토닌이 부족해지는지는 아직 밝혀지지 않았습니다.

제 경우는 우울증은 부모와의 관계가 큰 요인이라고 생각하고 있습니다. 자식이 부모와의 관계에서 괴로움을 느낄 때 우울증이 발생하며, 부모가 심어준 과도한 기대에 자신이 부합하지 못할 경우에도 우울증이 발생합니다.

우울증에 걸리는 사람은 우울증에 걸리는 사고방식을 가지고 있다고 1장에서 이야기했습니다. 그런 사고방식의 근본은 어린 시절에 어떻게 교육받고 자랐는지에 따라 달라집니다.

양육되는 동안에 부모의 사고방식이 자신도 모르게 체득되기 때문입니다.

이를테면 부모가 아이에게 이런 말로 혼내는 경우가 있습니다.

"너는 이렇게 간단한 것도 못 하니?"

"정말 어쩔 도리가 없는 아이라니까."

"꾸물대지 말고 빨리 해!"

부모는 훈육할 생각으로 아이를 질책하고 독려한 것일지 모릅니다. 그러나 매일 이런 말을 들으면 아이는 어떤 기분일까요? 어떤 사람으로 성장할까요?

매일 능력을 부정당하는 말만 들으면 점점 스스로를 믿을 수 없게 됩니다. 부모는 이런 말을 '훈육'이라고 할지 모르나 아이 입장에서는 '학대'일 뿐입니다.

결국, 이런 부모의 사고방식은 아이의 사고방식이 되어 부정적인 상황에 이를 때마다 자신을 꾸짖고 비하하는 내면의 목소리로 작용합니다.

사실 훈육이나 학대는 '상대를 바꾸려고 하는 힘'과 같은 선상에 있습니다. 그럼 왜 이런 일을 하게 될까요?

그것은 힘으로 상대를 다루는 것이 유일한 의사소통방식이라고 착각하기 때문이 아닐까요?

내 아이가 착한 아이로 자랄 수 있게 돕는다는 이유로 아이의 마음은 무시한 채 "이렇게 해라! 저렇게 해라!"라고 열심히 가르치는 아버지는 실은 그런 의사소통밖에 모르는 겁니다. 자신이 그런 식으로 커왔기 때문에 다른 방식은 생각하지 못합니다.

그런 식으로 소통해온 과거는 쉽게 바꿀 수 없습니다. 그러나 과거의 방식이 잘못되었다는 것을 깨닫는 것만으로도 큰 진전을 만들 수 있습니다.

힘으로 상대를 바꿀 수는 없습니다. 힘에 의한 의사소통을 계속하면 서로 괴로울 뿐입니다. 상대가 바뀌길 기대하기보다 내 사고방식을 바꾸는 편이 훨씬 의사소통이 쉬워집니다.

그렇게 당신이 먼저 상대에게 접근하는 것으로 방법을 바꾸면 경우에 따라서는 상대가 당신을 받아들일지도 모릅니다. 그렇다면 행운이지요.

상대가 바뀌느냐 아니냐는 상대가 결정할 일입니다. 우선은 당신 자신이 행복한 마음을 가지기 위해 스스로를 바꾸는 것부터 시도해 보세요.

상대가 바뀌느냐 아니냐는 신경 쓰지 않습니다.
내가 달라짐으로써 내가 즐거워질 뿐
상대의 변화는 기대하지 않는 겁니다.

습관 4

자신을
우선순위에 둔다

　　인간관계는 상대를 너그러이 받아들이고 사랑함으로써 평온해집니다. 그런데 이를 위해서는 하나의 대전제가 있습니다.

　그것은 자신이라는 존재를 인정하고 스스로를 무조건 사랑한다는 것입니다.

　자신을 존중받을 만한 가치가 있는 존재로 생각하지 않으면서 상대를 존중할 수는 없습니다. 스스로 행복하다고 느끼지 못하면 상대의 행복을 도울 수도 없습니다.

내가 나를 싫어하는 이유

우울증에 걸리기 쉬운 사람은 자신을 싫어하는 경향이 있습니다.

왜 자신을 싫어하는 걸까요?

그것은 '부족한 나' 혹은 '무능한 나'를 쓸모없다고 생각하기 때문입니다.

원래 인간은 자신을 아주 사랑하는 법입니다. 그것이 자연스러운 일입니다. 그러나 '유능한가 아닌가?'라는 세상의 잣대로 자신을 평가하기 시작하면 무능한 나는 싫어집니다.

이렇게 자신을 무능하다고 생각하는 것에는 어린 시절에 어떻게 자랐는가가 크게 영향을 미칩니다.

습관 3에서도 이야기했지만 우리들의 사고방식은 우리를 키워준 부모의 영향을 강하게 받습니다. 본인이 원하든 그렇지 않든, 잠재의식 속에 부모의 영향이 박혀 있습니다.

그렇게 박힌 사고방식은 자신이 만든 자신의 사고방식처럼 여겨지기 마련입니다.

어떠한 자신도 인정한다

제 경우입니다.

제 어머니는 공부를 잘하는 아들은 인정했지만 공부를 못하는 아들은 인정하지 않았습니다. 그 때문에 '공부를 못하면 나는 가치가 없다'라는 의식이 어느새 제 안에 박혀버렸습니다.

또 공부를 하지 않을 때나 생산적인 활동을 하지 않을 때의 자신에 대해서도 죄책감에 사로잡히게 되었습니다.

그런 생각은 어른이 되어서도 사라지지 않았습니다.

1장에서 말했지만 의사가 되어서도 의사로서 잘 해낼 자신이 없었고, 그런 자신을 인정할 수도 없었습니다. 그 결과 점점 우울증 상태가 되었던 것입니다. 그 원인에는 무능한 나를 받아들이지 못하는 사고방식을 지녔던 게 컸다고 생각합니다.

그럼 어떻게 하면 이미 박힌 생각을 없앨 수 있을까요?

자신을 그대로 받아들여야 합니다. 유능한 나도 무능한 나도 아닌, 자신의 모든 것을 인정해주는 겁니다.

습관 2에서 이야기한 '좋다/나쁘다는 평가를 버린다'를 다른 사람이 아니라 스스로에게 적용하는 것입니다.

실제로 제 자신도 그렇게 해서 나를 좋아하는 마음을 되찾았습니다. 지금 저는 제 자신을 무척 좋아하는 사람입니다.

◎
고민의 주어는 누구인가

우울증으로 10년 동안 고생했던 주부 F씨의 이야기입니다.

그녀는 '모든 일에 노력해야 한다'는 마음가짐의 소유자로 아이를 위해, 남편을 위해 늘 최선을 다했습니다. 결국 마음이 피폐해져 우울증에 걸리고 말았습니다. 여러 병원을 전전했지만 좋아지는 듯하다가 재발하여 스스로도 마지막이라 생각하고 제 클리닉을 방문하게 되었습니다.

저는 치료의 일환으로 그녀에게 고민거리를 적게 했습니다. 그리고 적어낸 고민 중에 주어가 내가 아닌 것은 스스로 해결할 수 없으니까 모두 지우라고 말했습니다.

"아이가 ○○해주지 않는다."

"남편이 ○○해주지 않는다."

이런 고민은 주어가 내가 아니라 아이나 남편이므로 모두 지우게 했습니다.

그러자 이게 웬일입니까! 그녀가 적어낸 고민이 모두 사라지고 말았습니다. 요컨대 그녀의 고민거리는 모두 '다른 사람'이 주어였던 것입니다.

다른 사람이 주어인 고민은 내가 해결할 수 없습니다. 이제까지 이야기했듯이 상대는 바꿀 수 없기 때문입니다. 그러므로 그걸로 고민해봤자 자기만 괴로울 뿐입니다.

이런 상태에 빠지지 않기 위해서 바뀔지 말지는 상대를 믿고 맡겨 보는 겁니다. 그것만으로도 우선 내가 편안해집니다. 그렇게 해서 시간이 지나면 상대도 성장하기 시작하겠죠.

내가 주어가 아닌 고민은 부디 버리시길 바랍니다.

"남편이 ㅇㅇ해주지 않는다."
"아이가 ㅇㅇ하지 못한다."
"친구가 ㅇㅇ한 점이 있어서 불편하다."

이런 일로 고민하지 마세요.

그럴 바에는 차라리 자신에게 행복하고 즐거운 일을 생각하는 것

99

이 좋습니다. 그리고 마음에 여유가 생겼을 때 스스로 행복을 느낄 수 있는 범위 내에서 주위 사람을 돕는 것이 삶을 더 윤택하게 만드는 비결입니다.

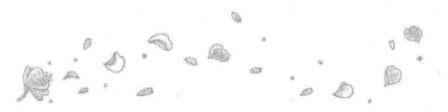

자신을 존중받을 만한 가치가 있는 존재로
생각하지 않으면서 상대를 존중할 수는 없습니다.
스스로 행복하다고 느끼지 못하면 상대의 행복을 도울 수도 없습니다.

습관 5

의무나 책임으로
선택하지 않는다

여기서는 직장에서의 인간관계를 살펴보겠습니다. 회사 내 인간관계에서 생겨나는 문제는 상사와 부하가 책임과 의무를 두고 지나치게 노력하는 것에서 시작됩니다.

○

의무나 기대에 지나치게 부응하면 괴로워진다

상사의 입장에 선 사람은 '나는 상사이기 때문에 부하를 리드해야만 한다'는 책임감에서 매사에 최선을 다합니다. 부하인 사람은 '상사의 기대에 부응해야만 한다'는 의무감으로 무리합니다.

책임이나 의무로 일을 계속하면 스스로 괴로워집니다.

이를테면 상사는 기대를 담아 부하를 질책하고 격려하기도 하죠. 그러나 그 질책과 격려가 부하에게는 짐이 되기도 합니다.

게다가 부하가 기대만큼 성과를 내지 못하면 상사는 '내가 그렇게 잘 해줬는데도 어째서 성장하지 않는 거지?' 하며 초조해집니다. 그러면 부하와의 관계는 점점 어긋나 서로 힘들어지고 맙니다.

부하의 경우에는 '기대를 받은 만큼 성과를 내지 않으면 안 된다'는 생각에 사로잡히면 잘 되지 않을 때마다 '실패했다', '책임을 다하지 못했다'라고 자신을 자책하기만 하겠죠. 이래서는 업무 의욕이 생길 리가 없습니다.

상사도 부하도 서로 괴로워하면서 일해서는 직장 분위기가 나빠질 뿐입니다. 그런 환경에서는 회사도 손해를 볼 뿐입니다.

◯
즐겁게 일하면 안 되나?

우울증 환자뿐만 아니라 주변의 평범한 사람들과 이야기할 때에도 '일은 원래 즐거운 게 아니다. 힘든 것이다'라고 생각하는 사람이 상당히 많다는 것을 깨닫습니다.

그런 사고방식의 배경에는 근면과 성실을 최고로 여기는 가치관이 있습니다.

아이는 부모가 일하는 모습을 보며 자라기 때문에 부모가 '일은 놀면서 하면 안 된다. 대가를 치러야 하는 게 일이다. 그러므로 즐기면서 하는 게 아니다'라는 사고방식으로 일하면 당연히 아이에게도 그 생각이 박힙니다.

그런 부모 밑에서 자란 아이들은 어른이 되었을 때 부모와 마찬가지로 책임감과 의무감으로 일하게 됩니다. 이런 사람들에게 '일을 즐긴다'는 발상은 그야말로 말도 안 되는 것입니다.

그러나 '이렇게 해야만 한다', '이렇게 하지 않으면 안 된다'라는 의무감이나 책임감이 지나치게 강하면 마음이 피곤하고 괴로워집니다. 그런 지친 마음을 그대로 방치했다가 우울증에 걸리는 사람도 적지 않습니다.

당신은 어떻습니까?

지금 하는 일을 진심으로 '하고 싶다'고 생각하고 있습니까? 생활 때문에 혹은 가족을 위해 하고 싶지 않은 일에 억지로 최선을 다하고 있지는 않습니까?

'해야만 한다'는 생각으로 억지로 일을 계속하면 점차 마음이 피폐해집니다. 그런 상태가 1년, 2년 이어지면 스스로 스트레스를 받고 있다는 것조차 깨닫지 못하게 됩니다. 그러다 어느 날 갑자기 우울증 상태에 빠집니다. 저는 그런 사람을 많이 보아왔습니다.

◯
무리하지 않고 편안하게 목표를 세운다

만약 당신이 '하고 싶지 않은 일을 억지로 하고 있다'는 마음으로 일하고 있다면 그 상황을 바꿀 방법을 소개합니다.
그것은 일하는 목적을 자기 자신에게로 향하게 하는 것입니다.
지금 당신은 일하는 이유를 가족을 위해, 생활 때문에, 상사(혹은 부하)를 위해 같은 자신 이외의 것에서 찾고 있지는 않나요? 만약 그렇다면 그것을 '자신을 위해'로 바꾸면 어떨까요?
스스로 기쁘다고 생각하는 목표, 가슴을 두근거리게 만드는 목표, 내게 맞는 목표를 세워보는 것입니다. 내가 만족하지 않는 일을 다른 사람을 위해 하기는 어렵지 않을까요?

새로운 기획을 상사에게 제안한다고 칩시다. 그럴 때 '상사를 위해', '회사를 위해'라는 목표는 포기하는 겁니다. 결과를 내는 일에 집착하는 것도 그만둡니다. 대신 과정을 즐길 수 있고 일을 하는 내가 설레는, 그런 기획을 해봅니다.

책임이나 의무에 사로잡히면 실패를 두려워하게 됩니다. 그러면 일은 점점 짐이 되겠죠. '일은 원래 힘든 것'이라는 생각이 맞는 것은 아닙니다. 일은 즐거워도 되는 겁니다.

만약 당신이 일을 의무나 책임으로 하고 있다고 느낀다면 일의 방식을 바꿀 기회입니다. 의무나 책임을 버리고 스스로가 즐겁고 편안하게 생각되는 일의 방식을 검토해보세요.

그래도 역시 일은 즐겁지 않다고 느끼게 된다면 사생활에서 보람을 찾아 즐기세요. 그때의 기쁨은 삶의 의욕이나 돈을 받는 일에 대한 감사와 연결될 겁니다.

> 스스로 기쁘다고 생각하는 목표,
> 가슴을 두근거리게 만드는 목표,
> 내게 맞는 목표를 세워보면 어떨까요.

chapter 4

말을 바꾸는 것만으로 나를 바꿀 수 있다

하고 싶은 일을 추구한다

잘할 수 있는 일을 써본다

다른 사람의 말과 가치관에서 벗어난다

미룰 수 있는 일은 미룬다

자신과 미래를 바꾸는 습관

우울증은 삶의 방식을 바꿀 기회다

습관 6

말을 바꾸는 것만으로 나를 바꿀 수 있다

괴롭다고 느낄 때 당신은 삶에서 행복을 느낄 수 있습니까? 지금 뭔가를 고민하고 있기 때문에 매일이 괴로운 게 아닐까요?

우울증에 걸리는 사람은 자기 자신을 괴롭히는 사고방식에 빠져 있습니다. '나는 할 수 없다', '나는 안 된다'라는 고정관념에 사로잡혀 있습니다.

그렇게 고민이 생기면 "괜찮아"라며 이를 적극적으로 해결하려는 사람과 괴로움을 느껴 끙끙대는 사람이 있습니다. 괴롭다고 느낄 때 행복은 저만치 달아납니다. 제대로 된 인생을 즐길 수 없습니다.

부정적인 말은 그만!

사고방식을 바꾸면 인생은 확실히 바뀝니다.

사실 사고방식을 바꾸는 일은 무척 어렵게 느껴질지도 모릅니다. 이를 위한 첫걸음으로 추천하고 싶은 것은 긍정적인 말을 자신에게 시간이 날 때마다 걸어보는 것입니다. 이를테면 "훌륭해", "신난다!", "즐겁다", "기분 좋다", "괜찮네", "최고다!" 같은 말을 의식적으로 해보는 겁니다.

우리는 말로 의사소통을 합니다. 그리고 '습관은 제2의 천성이다'라는 말이 있듯이 누구라도 대화 중에, 혹은 무의식중에 버릇처럼 하는 말이 있습니다. 그런 말에는 그 사람의 사고방식이나 생각이 반영되어 있습니다.

그런가 하면 말버릇은 그 사람의 사고방식이나 생각에 영향을 미치기도 합니다. "큰일이야", "안 되겠다", "불가능해", "알아줄 리가 없어" 같은 부정적인 말들을 들여다봅시다. 이런 말들이 버릇이 되면 무슨 일을 해도 부정적인 생각을 하기 쉽습니다. 부정적인 사고방식이 잠재의식에 점점 박혀 버립니다. 말을 내뱉을수록 '힘들어 죽겠

네', '정말 하기 싫다'라는 생각이 들기 때문에 더 힘들어집니다.

설령 지금은 부정적인 말을 습관처럼 하는 사람일지라도 의식적으로 긍정적인 말을 하도록 노력해보면 어떨까요? 이를테면 이런 식으로요.

"무리야." "큰일이다."
☞ "기회를 즐기자." "크게 변할 수 있는 기회야."
"안 되겠어."
☞ "할 수 있는 만큼만 하자."

말을 바꾸는 것만으로도 마음을 바꿀 수 있습니다. 부정적인 사고방식을 긍정적으로 바꾸는 것이 가능합니다.

우울증에 걸리는 해석

사고방식과 비슷한 것으로 해석이 있습니다. 하나의 사실이나 사건에 대한 해석은 한도 끝도 없습니다. 어떻게 해석하는가는 열 사람이면 열 사람 다 다릅니다. 그리고 우울증에 걸리는 사람은 '우울증에 걸리는 해석'을 선택합니다.

이를테면 회사에서 구조조정을 당했다고 합시다.

우울증에 걸리기 쉬운 사람은 구조조정이라는 사건을 다음과 같이 부정적으로만 받아들입니다.

'가족은 어떻게 할 것인가', '생활이 곧 엉망이 되어 버릴 텐데…', '다음 일자리를 어디서 구하지?', '어떻게 하면 좋을까'… 이런 생각이 갈 때까지 가서 '죽고 싶다'는 생각까지 하는 사람도 있습니다.

한편 구조조정을 긍정적, 전향적, 낙관적으로 받아들이는 사람도 있습니다.

'이로써 싫은 상사에게서 해방되었구나', '내게 맞지 않은 일이었는데 종지부를 찍었다. 앞으로는 좋아하는 일을 해야지'라고 말입니다. 이런 타입은 우울증에 걸리기 어렵겠죠.

같은 일이라도 해석에 따라 이를 대하는 감정이 크게 바뀝니다. 부정적으로 해석하면 마음은 무거워지고 우울해집니다. 긍정적인 해석을 택하면 의욕이 생겨 긍정적이고 능동적으로 대처할 수 있습니다.

내 미래는 얼마든지 바꿀 수 있다

여기서 모든 일을 긍정적으로 받아들이는 연습을 해보죠.

작심삼일이라는 말은 대체로 부정적인 의미로 사용됩니다.

'나는 무슨 일을 하든지 작심삼일이라 계속하질 못해.'

이렇게 생각하는 것은 '한번 하기로 한 것은 중간에 던져버려선 안 된다'는 사고방식이 있기 때문입니다.

하지만 계속해서 하고 싶지 않다고 생각되는 일이라면 그만두는 게 낫지 않을까요?

특히 이런 경우는 그만두겠다고 결단했을 때가 중요합니다. 그때 '나는 작심삼일이라 꾸준히 하지 못해'라고 자신을 탓하지 마세요. 기꺼이 그만두는 겁니다. '이 일은 내게 맞지 않네. 그럼 다음에는 뭘 시작해볼까?' 하면 됩니다.

사실 작심삼일이라는 것은 멋진 선택입니다. 자신이 하고 싶은 일에 새롭게 도전할 수 있는 기회를 갖게 되는 것이니까요.

원래 인생의 궤도는 늘 수정된다고 해도 과언이 아닙니다.

'내 미래를 바꾸는 방법은 얼마든지 있다.'

그렇게 생각하면 마음이 늘 편안합니다.

다만 긍정적으로 생각해야만 한다고 스스로에게 압력을 가하지는 마세요. 그런 생각에 사로잡히면 긍정적으로 생각하지 못하는 자신을 탓하고야 맙니다. 그러면 오히려 힘들어집니다.

무엇보다 중요한 것은 내 자신에게 다정해야 한다는 겁니다. 내 마음이 편해질 정도로 긍정적이면 되는 겁니다.

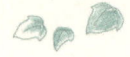

사고방식을 바꾸는 일은 무척 어렵게 느껴질지도 모릅니다.
이를 위한 첫걸음으로서 추천하고 싶은 것은
긍정적인 말을 자신에게 걸어보는 겁니다.

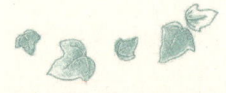

습관 7

하고 싶은 일을
추구한다

우리들이 인생에서 추구하는 것은 무엇일까요? 돈일까요? 명예일까요? 유감스럽게도 그것만으로 행복해지는 사람은 거의 없습니다. 그렇다면 결국 우리들이 인생에서 가장 원하는 것은 즐거움과 기쁨이라는 감정이 아닐까요?

정말 하고 싶은 것은 무엇인가

하지만 주위를 둘러볼 때 "나는 내 인생을 즐기고 있습니다"라고 자신 있게 이야기하는 사람이 얼마나 될까요?

최근에는 생활습관병이나 암에 걸린 사람이 늘어나고 있습니다. 자신의 힘에 부치는 상황에서 무리하게 애쓰다가 몸과 마음이 엉망이 되어 버린 사람이 많기 때문입니다. 제 자신이 진료를 하면서 절실히 느낍니다.

우울증에 걸리는 사람이 늘어나는 것도 마찬가지입니다. 하고 싶지 않은 일을 계속하다가 힘들어지는 사람이 너무 많습니다. 그중에는 하고 싶지 않은 일을 하는 데 익숙해져 내가 정말 뭘 하고 싶은지 알지 못하는 사람도 있습니다.

우울증에 걸린 원인을 찾다보면 하고 싶은 일을 하지 못하거나, 하고 싶은 일을 찾을 수 없는 상황이 문제인 경우가 많습니다.

이것은 '목표가 없다', '목표를 찾을 수 없다'는 상태입니다. 또 '나는 어떻게 살아갈 것인가'라는 삶의 의미를 잃어버린 상태이기도 합니다.

◎
나에게 솔직한 인생을 살자

이를테면 가정주부 중에는 '내가 진짜 원하는 게 뭘까?'를 뒤로 미뤄두고 남편을 위해, 아이를 위해 혹은 부모님을 위해 늘 바쁘게 지내다가 몸도 마음도 피폐해지는 사람이 있습니다.

아내(남편)나 부모라는 입장에 사로잡힌 나머지 '나는 어떻게 하고 싶은가?'를 잃어버린 것입니다.

사람에 따라서는 자신의 꿈을 아이에게 떠넘겨 아이의 학력이나 출세를 자신의 꿈으로 삼는 사람도 있습니다. 아이가 일류 학교에 입학하는 것, 일류 회사에 취직하는 것을 자신의 꿈처럼 생각하는 겁니다.

그러나 아이의 인생과 부모의 인생은 다릅니다.

부모가 아이에게 자신의 꿈을 강요하면 부모와 자식 관계에 마찰이 생기는 것은 물론, 아이가 우울증에 걸리기도 하고 더 나아가 은둔형 외톨이가 되어 사회와 단절된 생활을 하게 될 수도 있습니다.

한편 아이가 자립하여 양육이 끝나면 어머니가 삶의 목표를 잃어버리고 우울증에 걸리기도 합니다. 이른바 빈둥지증후군이라는 우울증 상태입니다.

제가 이런 환자에게 제안하는 것은 주위가 아니라 자신에게 솔직한 인생을 살아보라는 것입니다. 입장이나 역할에 메이지 말고 나답게 살아보는 겁니다. 내 인생이니까 무엇이든 내가 결정해보는 건 어떨까요? 다음은 구체적인 제안입니다.

우선 억지로 하고 있는 일을 그만둡니다. 아니면 지금 내가 하고 있는 일을 좀 더 즐겨봅니다. 주위를 배려해서가 아니라 내가 어떻게 하고 싶은지에 따르는 겁니다.

당신이 환하게 웃으면 당신의 주위 사람들에게도 기쁨이 번져갑니다. 내가 만족하면 괴로움의 사슬을 끊을 수 있습니다. 부모나 아내(남편)가 아니라 가장 먼저 '나'이기를 시작해보는 겁니다. 이렇게 조금씩 행복의 연쇄반응을 만들어보세요.

즐거움을 찾아 끝까지 맛보라

저는 자신이 하고 싶은 일을 발견하는 게 행복의 비결이라고 생각합니다. 이건 개인적인 생활뿐만 아니라 일에서도 마찬가지입니다.

힘들게 회사에 입사했는데도 '이걸로 괜찮은 걸까?' 하고 계속 고민하는 사람이 있습니다. 지금 하는 일에 불만이 생겨 '내게 맞는 다른 일이 있지 않을까?', '하고 싶은 일이 뭐였지?' 하고 고민하면서 일하는 사람도 있습니다. '하고 싶지 않지만 해야만 한다'는 사고방식으로 일하면 마음이 점점 힘들어집니다.

'3년은 최선을 다해야 한다', '여기서 그만두면 다음은 없다', '월급을 받으려면 참는 수밖에 없다'는 생각에 얽매여 있어도 결국에는 힘들어질 뿐입니다. 저는 이렇게 제안합니다.

"우선은 내가 즐거워지는 것을 시도해보고 그 즐거움을 끝까지 맛보세요."

즐거워지지 않는 일에 대해서는 어떻게 하면 즐거워질까를 생각해봅니다. 이때는 게임처럼 도전하는 것을 추천합니다. 이를테면 회사에서 최고로 '고마움을 잘 표현하는 사람'을 목표로 합니다. 보답을 바라지 않고 "고맙습니다"는 말을 화사한 미소와 함께 회사 사람들에게 건네보는 겁니다. 이런 식으로 작은 목표를 세우고 달성하면 일이 점점 즐거워집니다.

궁극적인 목표는 내가 즐거운 일을 하는 것입니다. 이렇게 되면 성취동기가 훨씬 높아지고 일의 보람도 얻기 쉽습니다.

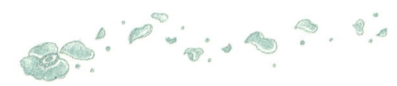

내가 만족하면 괴로움의 사슬을 끊을 수 있습니다.
부모나 아내(남편)가 아니라
가장 먼저 '나'이기를 시작해보는 겁니다.

습관 8

잘할 수 있는 일을
써본다

우울증은 지금 당신이 하고 있는 일을 다시 돌아보는 절호의 기회입니다. 그리고 우울증 증상은 '괴로운 사고방식을 고치고 싶다'는 자신의 본심이 보내는 애정의 메시지입니다. 저는 진료 때마다 환자에게 바로 이 내용을 전하고 있습니다.

◯
우울증은 삶의 방식을 바꿀 기회

우울증일 때는 아무것도 하고 싶지 않다는 기분이 들거나 아침에 일어날 수 없는 상태가 됩니다. 이것은 스스로 쉬지 못하는 사람에게 우울증 증상이 과로와 스트레스를 알려 그 사람을 쉬게 하려는 겁니다. 그야말로 몸이 보내는 애정의 메시지인 것입니다.

환자 중에는 우울증에 걸린 것을 말도 안 되는 일로 받아들이고 자신을 탓하며 악순환에 빠지는 사람도 있습니다. 거듭 말하지만 우울증은 삶의 방식과 사고방식을 바꿀 소중한 기회입니다.

이를 긍정적으로 받아들이면 나 자신에게 도움이 되는 시간으로 만들어 갈 수 있습니다. 여기서는 우울증이 왔을 때 긍정적으로 승화시키려면 무엇을 해야 하는지, 두 가지 처방을 소개합니다.

처방 1 진짜 하고 싶은 일, 즐거운 일을 찾아라

우울증은 억지로 고치려고 하면 고칠 수 없습니다. 그보다 '왜 내가 우울증에 걸렸나?'를 생각하고 그 원인을 만들어내는 자신의 사고방식을 알아내야 제대로 고칠 수 있습니다. 왜냐면 우울증은 이제까지 나의 사고방식이 작동한 결과로 나타난 것이기 때문입니다.

그 사실을 깨달았으면 사고방식을 바꿔 나갑니다. 동시에 지금까지 잊고 있었던 삶의 목표를 발견해봅니다.

하고 싶은 일이나 즐거운 일을 찾아내 매일의 생활에서 조금씩 기쁨을 느껴봅니다. 즐거운 일이 늘어나면 몸은 구태여 우울 증상을 드러내 당신에게 '조금만 더 쉬어'라는 경고 사인을 보낼 필요가 없어집니다. 그러면 자연스럽게 우울 증상도 사라집니다.

처방 2 감점주의가 아니라 가점주의로 바꿔라

우울증 환자 특유의 사고방식 중 하나는 내가 할 수 없었던 것이나 실패한 일, 혹은 다른 사람보다 못하는 일 등 자신의 단점만 기억한다는 겁니다. 이른바 감점주의입니다.

그런가 하면 최선을 다해 열심히 일하고 있으면서도 '아직 부족하다. 좀 더 열심히 해야만 한다'고 생각하고 만족하지 않는 경우가 있습니다. 물론 '나는 잘했다'고 칭찬하는 습관도 없습니다.

이런 사고방식을 가지고 있으면 끝없는 자기부정이 이어집니다. 아무리 노력해도 인정할 수 없으니 마음만 더 힘들어질 뿐입니다.

그러므로 자신이 할 수 없는 일이나 단점에 시선을 돌리지 말고 할 수 있는 일이나 장점에 관심을 기울이는 게 중요합니다.

시험 삼아 당신이 잘하는 것, 장점이라 생각하는 것을 써보세요. 어떤 것이든 상관없습니다. 다 썼으면 혼자 있는 시간이나 스스로 위축된다고 느낄 때 머릿속에 떠올려보세요. 자신에 대해 새로운 느낌을 가질 수 있을 것입니다.

잘하는 것이라고 해서 대단한 것을 말하는 게 아닙니다. '아침에 일어났을 때 가족에게 반갑게 인사한다', '내 방을 잘 정리한다', '저녁때 강아지를 산책시킨다' 같은 겁니다. 장점이라 생각하는 것이라면 '호기심이 강하다', '꽃 이름을 잘 안다', '다른 사람의 말을 잘 들어준다' 등이 되겠지요.

다른 사람과 비교할 필요는 없습니다. 아무리 작은 것이라도 나는 이건 잘한다 싶은 것을 꼽으면 됩니다.

이제 자신도 결코 쓸모없는 존재가 아니라는 점을 느끼게 될 겁니다.

◯
자신을 믿고 인정해준다

진료를 하다 보면 "아무도 나를 인정해주지 않아서 섭섭하다"고 말하는 사람을 만나게 됩니다. 상대에게 인정받고 싶다는 기대감은 강한데 충족이 안 되니까 마음이 괴로운 겁니다.

그럼 상대는 도대체 언제 당신을 인정해줄까요? 아니, 그 상대가 누군가요?

여기서 생각해보아야 할 것이 있습니다. 자신이 인정받고자 하는 궁극적인 대상은 부모님일 확률이 높다는 것입니다. 유년기에 부모에게서 충분한 인정을 받지 못한 경우, 성인이 되어서도 다른 사람에게 인정을 갈구하는 마음이 강해지게 됩니다. 실제로 돌아가신 부모님에게 인정받지 못했다는 점을 후회하고 아쉬워하는 사람도 있습니다.

하지만 중요한 것은 누군가에게 인정을 받는 게 아니라 자신이 자신을 인정해주는 것입니다. 스스로 자신을 인정해주면 어떤 상황에서도 스스로 만족할 수 있게 됩니다.

자신을 인정하는 데는 먼저 소개했듯이 당신이 잘하는 일과 장점이라고 생각하는 것을 써보는 방법이 유용합니다. 쓴 내용을 보면 스스로도 의외의 발견을 할 것입니다.

그럼에도 스스로를 인정할 수 없는 사람은 갓난아이를 바라보는 어른들을 떠올려보세요.

당신 또한 갓난아이일 때는 그저 거기에 있는 것만으로 모두가 행복했습니다. 그런 자신을 믿고 인정해주면 어떨까요?

스스로 자신을 인정하기 시작하면 '지금이 즐겁다'고 생각하게 됩니다. 더 나아가 현재가 즐거우니까 미래도 즐거울 것이라는 생각으로 이어져 기분이 훨씬 좋아집니다.

자신이 할 수 없는 일이나 단점에 시선을 돌리지 말고
할 수 있는 일이나 장점에 관심을 기울이는 게 중요합니다.
시험 삼아 당신이 잘하는 것, 장점이라 생각하는 것을 써보세요.

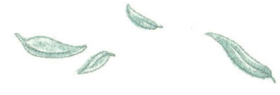

습관 9

다른 사람의 말과
가치관에서 벗어나라

 자신을 믿고 자기 가치관에 따라 산다면 인생은 얼마나 즐거울까요?
 우울증에 걸리기 쉬운 사람은 '이렇게 해야만 한다'는 고정관념에 사로잡혀 있는 경향이 있습니다. 그런데 이것은 결국 다른 사람의 의견이나 가치관입니다. 주변의 누군가 혹은 세상의 이야기를 듣고 그렇게 생각하게 된 것입니다.
 그처럼 다른 사람의 의견이나 가치관에 이리저리 휘둘리면 나는 점점 살기 힘들어집니다.

당신에게 편안한 상태가 가장 중요하다

다른 사람의 가치관에 매달리기 쉬운 사람일수록 우울증 환자 특유의 강한 성실함을 소유하고 있습니다.

다른 사람과 세상이 하는 말을 진지하게 받아들여 '나도 그렇게 해야만 한다'고 스스로를 옭아매는 것입니다. 그리고 뭔가가 잘 되지 않을 경우에는 스스로를 비하하거나 쓸모없는 인간으로 취급합니다. 머릿속에서는 자신에 대한 단점만 쏟아내게 되고, 그 상태가 계속되면 우울증에 걸립니다.

그런 상태에서 빠져 나오기 위해서는 어떻게 하면 될까요?

우선 다른 사람이나 세상의 가치관을 버리세요. 그리고 내가 어떤 가치관을 가지고 있는지를 다시 한번 생각해보세요.

그때 힌트가 되는 것은 '내게 편안한 상태'입니다. 나는 어떨 때 가장 마음이 편안하다고 느끼는가를 찾아봅니다. 만약 찾으면 가능한 그 상태를 유지하는 겁니다.

편안한 지점을 찾는 방법으로 다음 세 가지 질문에 대답해보세요. 복수 응답도 괜찮습니다.

① 당신이 좋아하는 것은 무엇입니까?

② 당신이 싫어하는 것은 무엇입니까?

③ 어떻게 하면 자신에게 솔직하게 살아갈 수 있을까요?

①은 당신에게 편안한 것입니다. ②는 그 반대입니다.
①과 ②의 답을 통해 ③의 답을 생각해보세요. 그리고 답을 찾았다면 바로 그것을 실천하세요.
자신에게 솔직하게 살 수 있다면 삶은 무척 즐거워집니다.

◎
누군가로부터 심한 말을 들었다면

우울증에 걸리기 쉬운 사람의 특징으로는 다른 사람에게 어떻게 보일지를 무척 신경 쓴다는 점을 꼽을 수 있습니다. 또 다른 사람에게 심한 말을 들으면 그것을 진심으로 받아들인다는 점도 기억해야 합니다.
요즘 직장에서는 퇴직을 강요하기 위해 상사가 부하직원에게 폭언을 퍼붓는 경우가 늘어나고 있습니다.
"자네가 있어서 모두가 곤란하네", "이렇게 무능한 부하를 본 적이 없어"처럼 언어폭력이라고 할 수 있는 말을 시시때때로 쏟아붓습니다. 이런 상황은 직장의 모럴 해러스먼트(Moral Harassment : 정신적 폭력이나 괴롭힘)로서 최근 들어 큰 문제가 되고 있습니다.

이런 폭언을 진심으로 받아들이면 누구라도 기분이 나빠집니다. 게다가 '무능하다'는 말을 계속 듣는다면 누구라도 '나는 무능하다'고 생각하게 됩니다. 결국 스스로를 탓하고 우울 상태가 되고 맙니다.

일본에서는 이처럼 정신적으로 구석에 몰린 부하가 자살한 사례도 있습니다.

◎
언어의 칼날, 어떻게 피할까?

그럼 상대의 부정적인 말로부터 나를 어떻게 지켜야 할까요? 이런 말을 진심으로 받아들이지 않겠다는 결의가 필요합니다.

부정적인 말은 칼날과 같습니다.

만약 누군가가 당신에게 칼을 들이대면 당신은 어떻게 하겠습니까? 찔리지 않도록 피하거나 도망치겠죠.

언어의 칼날도 마찬가지입니다. 진심으로 받아들이면 찔립니다. 치명상이 될지도 모릅니다. 그러므로 찔리지 않도록 피해야 합니다.

그렇게 스스로의 몸을 보호하세요.

피하는 방법은 간단합니다. 다른 사람에게 들어서 내가 괴로울 것 같은 이야기는 한 귀로 듣고 한 귀로 흘리는 겁니다.

실제로 다른 사람들은 스스로 느끼는 것보다 더 나를 살피지도 신경을 쓰지도 않습니다. 당신을 이러쿵저러쿵 비판해도 그것이 반드시 진실이라는 보장도 없습니다. 그러므로 지나치게 심각해지거나 진지하게 받아들일 필요가 없습니다.

그렇게 해도 좀처럼 흘려들을 수가 없다는 사람은 상대와 거리를 유지하기를 권합니다. 그 사람의 말을 듣지 않아도 되는 거리까지 떨어져 있는 것입니다.

중요한 것은 자신을 소중히 하는 것입니다.

괴로운 곳에서 굳이 참고 있을 필요는 없습니다. 편안한 장소에서 좀 더 자신을 보호해주세요.

나는 어떨 때 가장 마음이 편안하다고 느끼는가를 찾아봅니다.
그리고 찾으면 가능한 그 상태를 유지하는 겁니다.

습관 10

미룰 수 있는 일은
미룬다

　　자위대중앙병원 정신과에서 근무하던 때 저는 우울증 환자에게 "중요한 결정은 하지 말라"고 말했습니다.

　이는 서양의학의 정신과 의료와 심리학에서는 일반적인 처방입니다. 저도 정신과 선배 의사에게 그렇게 배웠습니다. 우울증 상태일 때는 매사 부정적인 생각에 빠져 비관적으로 생각하기 때문에 중대한 결단은 내리지 않고 보류하는 편이 낫다는 겁니다.

　그러나 저는 오랜 우울증 경험과 우울증 환자를 치료한 경험을 토대로 깨달았습니다. 우울증은 인생의 중요한 결단을 내리는 계기로 작동할 수 있습니다.

이를테면 퇴직이나 이혼 결단을 내린 다음에 우울증의 원인이 해소되어 마음이 편안해지고 증상에서 회복하는 경우도 있습니다.

제 자신도 자위대중앙병원을 그만두는 결단을 내린 것이 우울증 극복과 이어졌습니다. 제게는 우울증이라는 상태가 '결정할 수 없었던 일을 결정하는 기회'를 갖게 해준 것입니다.

○
줄여야 하는 일, 늘여야 하는 일

대부분의 사람은 '자신에게 중요하진 않지만 해야만 하는 일'에 너무 많이 매달려 있습니다.

그런 상태에서 내가 하고 싶은 일을 할 수 있을까요?

"너무 바빠서 하고 싶은 일을 할 틈이 없다"고 하소연하거나 "이런 일은 하고 싶지 않아!"라고 차마 이야기할 수 없는 자신 때문에 자기 시간을 허비하고 있진 않나요?

여기서 당신에게 질문하겠습니다.

당신은 지금 하고 싶지 않지만 해야만 하는 일을 얼마나 안고 있습니까? 그것은 자신을 위해 꼭 해야만 하는 일인가요, 아니면 다른 사람을 위해 해야만 하는 일인가요?

다른 사람을 위해 해야 하는 일에 쫓겨 내가 하고 싶은 일을 할 수 없는 상태라면 너무나 안타깝습니다.

해도 즐겁지 않은 일이나 다른 사람을 위한 일은 당신의 선택에서 가능한 빼세요. 그리고 자신이 하고 싶은 일의 시간을 가장 소중하게 생각하세요.

내가 행복한 시간을 만들자

행복을 느낄 수 있는 시간 관리에 대해 이야기를 해보겠습니다.

지금 자신이 하고 있는 일을 정리하고, 하고 싶은 일에 집중하기 위해서는 시간을 관리하는 것이 중요합니다.

하고 싶지 않은 일을 하면서 어쩔 수 없이 보내는 시간은 무척 길게 느껴지기 마련입니다. 정말 하고 싶지 않은 일을 받아들이고서 '역시 이 일은 맡지 않았어야 했는데…'라고 생각하면서 일한다면 좋은 결과가 나올까요?

어차피 할 거라면 열중해서 시간을 잊을 만큼 즐겁게 일해야 하지 않을까요? '기쁘다'는 감정이 이어지는 것이 행복을 느끼는 시간 관리의 포인트입니다.

결정에서 즐거움을 찾는다

현대사회는 해야만 하는 일이 계속해서 밀려오고, 사람들은 항상 시간에 쫓겨 모두 피곤하고 지친 것처럼 보입니다.

당신은 어떤가요?

자신이 '주위 상황에 휘둘리고 있다'고 느껴진다면 시간을 사용하는 방법을 바꿔보세요. 이리저리 밀려오는 상황을 바꿀 수는 없습니다. 하지만 자신의 상태와 시간을 사용하는 방법은 얼마든지 바꿀 수 있습니다. 자신에게 밀려오는 일들에 대해 어떻게 해석하고 판단하는지, 나아가 어떻게 대응하는지는 스스로 결정할 수 있기 때문입니다.

이를테면 오늘은 집에 있고 싶다고 생각하고 있을 때 친구가 나와서 놀자고 권합니다. 그럴 때 당신은 어떻게 하나요?

제 생각에 이 질문에는 정답이 없습니다. 집에 있고 싶다는 마음을 소중하게 생각하는 것도 정답 중 하나가 될 수 있고, 외출하는 기쁨을 느끼는 것도 또 다른 선택이 될 수 있어서입니다.

저는 어떤 선택을 하든 기쁨을 느끼기를 권합니다.

반대로 나가고 싶지 않은데도 어쩔 수 없이 나가거나, 집에 있으면서도 나가지 않은 자신에 대한 죄책감에 시달리는 것은 매우 안타까운 상황이라고 생각합니다.

자신이 조우한 사건에 어떻게 판단하고 대응할지 정답은 없습니다. 그때마다의 즐거움을 따르세요. 상대가 어떻게 생각할지 생각할 필요는 없습니다. 스스로의 기쁨을 따른다면 그 기쁨이 상대에게도 쉽게 전해질 것입니다.

자신을 지나치게 조절하려고 할 때 괴로워지는 사람도 있습니다. 그런 사람은 자신을 조절하려 하기보다 솔직해지기를 권합니다. 다음의 처방을 참고로 하세요.

- 뒤로 미룰 수 있는 일은 뒤로 미룬다.
- 다른 사람도 할 수 있는 일은 다른 사람에게 부탁한다.
- 자신이 할 수 없다고 생각하는 것은 하지 않는다.

즐겁지 않은 일이나 다른 사람을 위한 일은 당신의 선택에서 가능한 빼세요.
그리고 자신이 하고 싶은 일의 시간을 가장 소중하게 생각하세요.

chapter 5

지금의 사고방식과 인간관계를 다시 살피고 고친다

몸의 독, 마음의 독을 다스린다

너무 애쓰지 않아도 괜찮다

컨디션이 좋아지는 식습관을 찾는다

기분이 좋아질 만큼 몸을 움직인다

마음과 몸을
만족시키는 습관

몸과 마음의 이야기를 듣는다

습관 11

지금의 사고방식과 인간관계를 다시 살피고 고친다

정신과에서는 뇌생리학 이론에 따라 우울증과 자율신경실조증은 뇌의 기능부전에 따라 일어나는 것으로 해석합니다. 즉 뇌에는 감정이나 감각에 관여하는 신경전달물질이 있는데, 이들의 변화가 마음의 변화로 이어진다는 것입니다.

우울증 약을 먹는 이유

뇌 안의 감정과 감각에 관여하는 주요 신경에는 흥분계 신경세포,

억제계 신경세포, 그리고 그것들을 연결하는 조정계 신경세포가 있습니다. 각각의 신경세포에서는 신경전달물질이 분비되고 있습니다.

흥분계 신경전달물질로는 노르아드레날린, 도파민, 아세틸콜린, 글루타민산 등이 있습니다. 이것들이 골고루 분비되면 '기분이 좋다', '힘이 난다', '의욕이 난다'라는 상태가 됩니다. 반대로 이들 물질이 부족하면 패기가 사라지고 기분이 가라앉게 됩니다.

억제계 신경세포에서는 가바(GABA : 감마아미노낙산) 등의 신경전달물질이 분비됩니다. 가바는 뇌가 흥분했을 때 브레이크 역할을 담당해 흥분계 신경의 균형을 바로잡습니다.

조정계 신경세포에서는 세로토닌이라는 신경전달물질이 분비되는데, 이 물질의 부족이 우울증을 일으킨다고 이야기되고 있습니다.

이러한 신경전달물질의 균형이 무너지면 감정이나 움직임에 변화가 일어나 초조해지거나 벌컥 화를 내기도 하고, 의욕이 없어지거나 불안에 사로잡힌다고 알려져 있습니다.

우울증 치료약은 이들 뇌내 물질의 생리학에서 개발되어 신경전달물질의 균형을 맞추는 목적으로 사용되고 있습니다.

◎
약을 억지로 끊을 필요는 없다

   현재 정신과 의사 사이에서는 신경전달물질의 균형이 무너지면 우울증이 생긴다는 이론이 주류입니다. 저는 그전에 과도한 스트레스에 노출되었기 때문에 신경전달물질의 균형이 무너져 우울증이 생긴 거라고 생각합니다.

   현대사회에서는 복잡한 인간관계와 부정적인 사고방식이 원인이 되어 우울증에 걸리는 사람들이 많아지고 있습니다. 스트레스가 시금석이 되어 우울증이 발병하는 것입니다. 제 경우도 마찬가지였는데, 그런 경우 약에 의존하는 것만으로는 우울증을 근본적으로 고칠 수 없습니다.

   실제로 제 클리닉의 환자들은 다른 정신과에서 진료를 받고 항우울제를 몇 년 동안 복용했지만 우울증을 고칠 수 없었기 때문에 약을 사용하지 않는 저를 찾아오신 분들입니다.

   물론 환자 중에는 항우울제를 계속 복용하면서 오시는 분도 있는데, 이런 분들에게 저는 "바로 약을 끊으세요"라고 하지 않습니다. 약을 무조건 중단하는 것보다는 환자의 불안감을 해소하는 게 먼저라고 생각하기 때문입니다.

불안이 사라지면 약을 줄이거나 중단하는 것이 쉬워집니다. 자신을 믿으면 자연스럽게 약을 끊을 수 있습니다.

◯
증상보다 원인에 주목하라

일반적으로 사람들은 몸에 나타나는 증상을 즉각 나쁜 것으로 받아들이는 경향이 있습니다. 그래서 그 증상을 어떻게든 빨리 없애려고 합니다.

예를 들어 감기에 걸려 열이 나면 해열제를 복용해 열을 떨어뜨리려 하고, 설사를 하면 지사제를 먹어 설사를 멈추려 합니다.

그런데 이런 증상들은 몸의 훼손된 곳을 자력으로 복구하려는 자기 치유력에 따라 일어나는 현상입니다. 감기에 걸려 열이 나는 것은 몸의 면역시스템이 작동해 대사를 높여 독소를 몸 밖으로 배출하려고 하기 때문입니다. 상한 음식을 먹었을 때 설사를 하는 것은 장이 독소를 몸 밖으로 배출하기 위해서입니다.

결국 증상이 나타난다는 것은 몸이 스스로를 치료하고 있다는 겁니다. 그런데 현대 의학은 그런 증상을 해열제나 지사제로 멈추려고 합니다. 이래서는 몸이 애써 스스로를 고치려고 하는데 그 노력을 중단시켜버리는 셈입니다.

우울증의 경우도 마찬가지라고 할 수 있습니다.

'아무것도 할 의욕이 없다', '기운이 없다', '집중력이 떨어진다', '이유도 없이 불안하다', '초조하다' 등은 "몸과 마음이 피로해요", "무리하고 있어요"라고 경고를 보내고 있는 것입니다.

우울증 증상이 나타나면 사고방식과 인간관계를 다시 돌아보는 절호의 기회로 받아들여봅시다. 그리고 우울증의 원인이 되고 있는 자신을 괴롭히는 사고방식이나 인간관계를 찾아봅니다.

원인을 발견하고 그 원인을 바꾸면 당신의 마음은 점점 즐거워지고, 약을 사용하지 않아도 우울증 역시 자연스럽게 사라집니다. 사고방식과 삶의 방식을 바꾸는 것이 우울증을 근본적으로 고치는 방법입니다.

약에 의존하는 것만으로는
우울증을 근본적으로 고칠 수 없습니다.

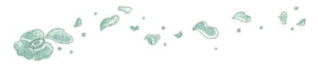

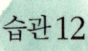
습관 12

몸의 독, 마음의 독을 다스린다

제 클리닉에서는 자율신경면역요법을 실행하고 있습니다. 이것은 환자가 걱정과 불안을 버리고 편안해지도록 몸을 따뜻하게 하고 긴장을 푸는 요법입니다.

구체적으로는 의사가 문진을 실시하고 침이나 뜸 전문가가 혈행을 개선합니다. 저는 문진을 하면서 멘탈테라피를 실시해 환자의 마음이 편안해지는 것을 돕습니다.

◎
불안이 암으로 나타난다

저는 우울증에 걸려 7년간 약을 복용했습니다. 그러나 전혀 나아지는 조짐이 없었습니다. 제가 치료하는 환자들도 약과 진료를 그만둘 수 없는 상황에 있었습니다.

그런 현실에 직면하자, 저는 "정말 약으로 병을 고칠 수 있을까?"라는 물음을 되풀이할 수밖에 없었습니다.

그때 아보 도오루(安保徹) 선생, 후쿠다 미노루(福田稔) 선생이 주장하는 자율신경면역요법을 알게 되었습니다. 제가 지금 일하는 클리닉의 원장 자리를 수락한 것도 두 선생님과의 인연 때문이었습니다.

암 환자의 경우 재발에 대한 불안 때문에 우울증에 걸리는 일이 자주 있습니다. 환자들은 암을 처음 진단받았을 때나 재발되었다는 소식을 들으면 마음이 심란해지고 불안감이 강해집니다. 암에 걸려 일이나 집안일이 제대로 되지 않으면 '모두에게 폐를 끼치고 있다', '빨리 죽고 싶다'라고 생각하는 사람도 적지 않습니다.

G씨의 경우입니다.

그녀는 40대 중반에 유방암 검진을 받다가 암 진단을 받았습니다.

그 뒤로 수술을 받지 않고 항암제 치료를 받았는데 항암제를 투여하면 기분이 처지고 온몸의 상태가 나빠졌습니다. 수차례 이런 일이 생기자 자율신경면역요법을 믿고 제 클리닉을 찾아왔습니다.

문진을 하자 유방암이 생기기 전부터 우울한 상태에 있었다는 것을 알게 되었습니다.

G씨는 최근 10년간 힘든 일이 계속 다가왔다고 말했습니다. 아버지가 돌아가시고 남편이 교통사고로 사망했으며, 친한 친구도 세상을 떠났다고 했습니다.

G씨는 인생은 고단한 일로 가득차 있다고 생각하며 세상을 비관적으로 바라보고 있었습니다. 또 유방암에 대한 공포로 뭔가 하고 있지 않으면 두렵다고 했습니다.

그런 G씨에게 저는 이렇게 말했습니다.

"당신에게 암은 몸이 보내는 사랑의 메시지가 아닐까요? 지금까지의 사고방식이나 삶의 방식은 괴롭다고 말하고 있네요. 나를 바꾸면 몸이 보내는 메시지는 필요하지 않게 됩니다."

그 후 세 번째 진료 때였을 겁니다. G씨가 "결혼 전의 성을 쓰기로 했어요"라고 하더군요. 기분전환을 위해서라고 하는데 조금씩 미래를 보려는 마음이 생긴 듯했습니다.

암에 대해서는 제 클리닉에 일주일에 한 번씩 와서 자율신경면역요법을 받고 있습니다. 지금은 G씨가 병원을 찾을 때마다 늘 같이 오는 파트너 B씨와 여행을 다니기도 하며 인생을 즐기고 있습니다.

◎
독은 어떤 증상으로 나타나는가

아토피 피부염은 예전에는 아이들에게 많았는데 최근에는 연령대가 올라가 성인에게 발병하는 경우가 늘어나고 있습니다. 저는 그 원인의 대다수가 정신적 스트레스와 음식에 있다고 생각하고 있습니다.

정신적인 원인으로는 걱정, 불안, 공포, 분노, 원한, 슬픔처럼 부정적인 감정들이고, 식습관으로는 흰 설탕, 고기, 가공식품, 유제품, 식품첨가물을 과잉 섭취하는 것이 원인입니다. 이로 인해 체내에 독이 쌓이고, 그 독을 배출하기 위해 피부에 증상이 드러나는 겁니다.

대학생인 여성 H씨는 초진 때 어머니와 함께 병원을 찾았습니다.

H씨는 아무리 봐도 어엿한 성인이었기에 옆에 꼭 붙어 있는 어머니(상당히 걱정이 많으신 분으로 보였습니다)를 남기고 H씨만 진료실에 들어오게 했습니다. H씨는 아토피 피부염이 심하기 때문에 대학에

제대로 다니거나 아르바이트를 할 수 없을 거라고 고민하고 있었습니다.

저는 "아토피 피부염의 증상은 몸의 독을 배출하는 것이니까 해독을 하면 좋아질 겁니다. 혈행 개선을 해서 독을 배출하면 좋아질 수 있습니다"라고 말했습니다.

몸에 축적된 독은 앞에서 이야기한 대로 음식과 정신적인 스트레스 때문에 생깁니다. 특히 H씨에게는 '긁어서는 절대 안 된다'는 말이 강한 스트레스였습니다. 그래서 저는 H씨에게 "긁어서 피가 나도 그것은 더러운 피니까 좀 흘려도 괜찮지 않겠어요? 가려울 때는 긁으세요"라고 말했습니다.

'나는 안 된다', '나는 무력하다'라며 자신을 괴롭히는 사고방식도 아토피 피부염의 원인이 됩니다. H씨의 경우 분노, 슬픔, 걱정이라는 감정을 계속 가지고 있으면서 '좀 더 노력하지 않으면 안 된다'며 자신을 몰아붙인 것이 면역력을 떨어뜨려 피가 탁해지고 그 결과 아토피 피부염이 악화되었던 것입니다.

H씨는 두 번째 진료부터는 혼자 병원에 왔고, 날이 갈수록 자신감을 되찾았습니다. 침과 뜸으로 혈행을 개선하자 증상도 눈에 띄게 호전되었습니다. 피부의 붉은 기가 사라지고 3개월 후에는 만족할 정

도로 증상이 개선되었습니다.

자신을 하찮게 여기고 계속 스트레스를 받으면 아무리 식생활에 신경을 써도 증상은 계속됩니다. 사고방식을 편안하게 바꾸는 것이 먼저입니다. 자기 몸의 소리를 듣고 자신을 믿어주세요.

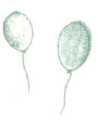

나를 바꾸면 몸이 보내는 메시지는 필요하지 않게 됩니다.

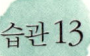

습관 13

너무 애쓰지 않아도 괜찮다

　　　　　우울증 환자의 경우, 미래를 긍정적으로 바라보는 것이 무엇보다 중요합니다. 너무 애를 써서 심신에 무리를 주고 있거나 인간관계로 스트레스를 지나치게 받고 있지는 않은지, 자기 몸과 마음에게 물어보세요.

　과도한 스트레스를 받을 때 나타나는 여러 가지 증상은 지금 상황이 괴롭다는 것을 알려주는 신호입니다. 그것을 깨닫고 자신을 힘들게 하는 생활방식을 바꾸면 증상이 사라집니다.

　자신을 중심에 놓고 생활하면 건강도 좋아집니다.

몸은 '마음의 비명'에 솔직하다

스트레스를 과도하게 받을 때 우리의 몸은 다양한 신호를 보냅니다. 이를테면 잠을 잘 못 자거나 식욕이 없어지거나 거꾸로 과식을 하게 되거나 하지요.

사소한 일을 두고 끙끙거리거나 나쁜 쪽으로만 생각하게 될 때는 식욕이 없어지고 숨이 가빠지는 등의 증상이 생깁니다.

이런 스트레스가 지속되면 심신이 피폐해집니다. 여기서 나아가 정신적으로 자신을 끝까지 몰아붙이면, 몸은 각종 증상을 일으켜 무리하고 있다는 것을 알려줍니다.

저는 우울증뿐만 아니라 암이나 고혈압, 아토피 피부염, 자율신경 실조증 같은 대다수의 질병도 과도한 스트레스가 원인이라고 생각하고 있습니다.

대다수의 질병이나 증상은 그전까지 고통스러운 생활방식을 유지해 몸과 마음에 부담을 준 결과라고 할 수 있습니다. 비록 알아차리지 못했겠지만 그 과정에서 몸은 수많은 경고 신호를 계속 보냈을 것입니다.

몸의 이야기를 들어라

그러면 스트레스로 병을 얻지 않기 위해서는 어떻게 하면 좋을까요? 그 방법은 처음에 등장한 '자신에게 묻는다'를 실천하는 것입니다. 자기 몸의 리듬을 찾으려면 규칙적으로 자기 몸과 대화를 나누어야 합니다.

"요즘 피곤하지 않니?"

"특별한 고민은 없어?"

"초조하진 않니?"

몸에게 그렇게 물으면 몸은 솔직하게 현재 당신의 상태가 어떠한지 알려줍니다.

'쉽게 피곤하다', '집중력이 지속되지 않는다'라고 느끼는 사람은 자기 몸이 건넨 이야기를 여러 번 무시한 것입니다. '이 정도에서 쉬어선 안 돼', '아직 힘을 내야 해'라고 생각했을 게 분명합니다. 그래서는 피로해지기만 할 뿐입니다. 그리고 집중력도 유지되지 않습니다.

일주일에 한 번 정도 시간을 내어 자기 몸과 대화해보세요.

몸이 '피곤하다'고 하면 자신을 쉬게 하세요.

'고민스럽다'고 한다면 당신을 고민하게 만드는 사고방식을 바꿔보세요.

스스로 해결할 수 없는 문제는 다른 사람과 상담해 해결하세요. 자신도 다른 사람도 해결할 수 없는 고민일 경우는 그냥 내버려두는 게 최선입니다.

'초조하다'는 몸의 소리를 들었다면 우선 나를 초조하게 만드는 일이나 사람은 바꿀 수 없다는 점을 떠올리세요(자세한 내용은 습관 1을 참조하세요). 그런 다음에 '다른 사람과 비교하지 않고 나를 100% 인정한다', '사람과 사건에 과도한 기대를 하지 않는다'를 실천합니다.

이런 몸과의 대화를 통해 마음이 건강하게 회복됩니다.

서둘지 말고 자연스럽게 살자

고대부터 인간은 살아남기 위해 거친 음식을 먹고, 하루 종일 활동하다 밤에 쉬는 생활을 해왔습니다. 지금처럼 도시화된 환경에서 풍요로운 식생활을 즐기고 몸을 움직이지 않는 생활을 하게 된 것은 최근 수십 년 사이에 벌어진 일입니다.

분명 편리한 세상이긴 하지만 인간의 몸에 있어서는 자연스럽지 못한 상태에 불과합니다. 이런 생활을 반복하면 몸이 나빠질 뿐입니다. 인간들이 살아왔던 옛 방식대로 자연에 맞추어 살아가는 일이 갈수록 중요해지고 있습니다.

인간의 몸은 아주 정밀하게 만들어져 있습니다.

스트레스가 자율신경의 혼란과 큰 관련이 있다는 것도 밝혀지고 있습니다. 몸을 긴장하게 하는 교감신경이 지나치게 우위에 서도, 몸을 편안하게 하는 부교감신경이 지나치게 우위에 서도 인간의 몸에 악영향을 끼칩니다. 결국 사람에게는 하루 종일 긴장하고 지내는 것과 뒹굴뒹굴 지루하게 지내는 것 모두가 몸과 마음에 스트레스입니다.

자율신경을 정상적으로 유지하기 위해서는 자연스럽게 살아야 합니다. 있는 그대로의 나에게 솔직하게, 매 순간 기쁨을 느끼면서 사는 것입니다.

그러기 위해선 어떻게 하면 좋을까요?

아까 이야기했듯이 몸이 하는 이야기를 듣는 겁니다.

인간은 'ㅇㅇ해야만 해'라는 초조함에 쫓기면 몸이 보내는 경고 신호를 무시하기 마련이고 그것이 과로로 이어집니다.

게다가 무시하는 것에 익숙해지면 몸의 경고 신호에 둔감해집니다. 아직 괜찮다고 생각하고 계속 노력합니다. 실제로 몸은 '잠들지 못한다', '피로가 사라지지 않는다'고 경고를 보내고 있는데 말입니다.

그 결과 과로사와 자살까지 가는 겁니다.

이때 우울증은 지금 몸이 힘들고 지쳐 있다는 것을 알려 과로사와 자살을 막는 역할을 합니다. 지금 몸이 보내는 사랑의 메시지에 귀를 기울이고 피곤할 때는 충분히 쉬도록 합니다.

일주일에 한 번 정도 시간을 내어 자기 몸과 대화해보세요.
몸이 '피곤하다'고 하면 자신을 쉬게 하세요.

습관 14

컨디션이 좋아지는
식습관을 찾는다

　　　　　　　동양의학과 일본에서 전통적으로 내려오는 식사요법에는 '마음의 병은 몸으로 고친다'는 발상이 있습니다. 의식동원(醫食同源 : 의료와 음식은 뿌리가 같다, 즉 모든 병은 음식으로 고칠 수 있다는 뜻)이라는 말도 그중 하나입니다. 몸이 건강하면 의욕과 힘이 생깁니다.

　우울증도 마찬가지여서 '몸부터 고친다'는 발상이 중요합니다. 그 기본이 식사입니다.

　저 또한 사고방식을 바꾸고 건강한 식생활을 실천하여 우울증을 극복했습니다. 하지만 두 가지 중 뭐가 더 중요하냐고 양자택일을 강요하는 방식은 권하지 않습니다.

제 자신도 환자를 치료하거나 지도할 때 사고방식을 바꾸는 일을 우선으로 합니다. 동시에 건강을 유지하고 증진할 수 있도록 식사를 바꿀 것을 권합니다.

기분 좋은 아침을 위하여

실제로 저는 미국에서 고안된 내추럴 하이진(Natural Hygiene)이라는 식사요법을 스스로 실천했습니다. 1장에서 언급한 《성공의 9단계》에서 이 식사요법을 알게 된 후 시도해보기로 결심한 겁니다.

식사를 바꾸자 처음으로 취침 중에 눈이 떠지는 일이 없어지고 아침에 잘 일어나는 변화가 생겼습니다. 컨디션이 좋아지고 몇 개월 만에 체중도 20kg이 줄었습니다. 점차 몸 안에서 에너지가 넘치고 기분이 밝아지는 것을 실감했습니다.

구체적으로 식생활을 어떻게 바꾸었는지 소개하죠.

제가 참고한 내추럴 하이진에서는 '건강을 위해 필요한 조건을 몸에게 주고, 상처를 입힐 만한 것을 주지 않음으로써 몸 안팎의 환경을 청결하게 유지한다'는 것을 원칙으로 합니다.

그것을 고려해 저는 '하루에 과일은 4종류, 식물성 식품(채소 포함)은 9종류를 섭취하고 현미를 먹는다'라는 식생활을 실천하기로 했습니다.

지금 저는 아침으로 3, 4종류의 과일을 먹습니다. 단, 양이 적당해야 합니다. 그날의 컨디션에 따라 바나나만 먹을 때도 있고 과일이 없을 때는 물만 마시기도 합니다.

점심과 저녁은 과일과 채소, 현미밥을 먹습니다. 먼저 과일을 먹고 30분쯤 뒤에 채소와 현미밥을 먹는 순서입니다.

출근할 때는 현미밥을 손수 싸 가고, 과일이나 채소는 직장 근처의 편의점에서 구입합니다. 채소는 오이, 피망, 브로콜리, 양배추, 토마토, 당근 등을 날로 먹습니다.

◯

식사요법은 무리하지 않는 범위 내에서

내추럴 하이진 식사요법을 시작하기 전에 저는 설탕이 잔뜩 들어간 캔 커피나 청량음료를 자주 마셨습니다. 그 때문인지 가끔 저혈당 증세도 있었습니다.

정제된 설탕이 많이 함유된 음료수를 마시면 혈당치가 급상승하고, 이후 반동으로 혈당치가 급격히 떨어지는 경우가 발생합니다. 이렇게 혈당치가 크게 변동하는 상태가 저혈당증입니다. 페트병증후군(Pet Bottle Syndorme : 주스나 청량음료를 많이 마시면 혈당치가 올라가 인슐린 기능이 일시적으로 떨어지면서 의식이 혼미해지고, 심할 경우 혼수상태에 빠지는 증상)도 저혈당증에 속합니다.

저혈당증은 다양한 정신증상과 신체증상을 일으킵니다.

이를테면 초조함, 답답함, 떨림과 숨 가쁨, 두통, 현기증, 구역질, 불면, 만성피로, 어깨 결림이나 요통 증상이 나타나는 것입니다. 제 경우도 저혈당증이 우울증에 크게 관여했다고 생각합니다.

다만 우울증을 고치려면 이런 식생활을 꼭 해야만 한다고 받아들이지는 마세요. 사실 제 식생활은 평범한 식단에 비해서 극단적인 부분도 있습니다. 이 밖에도 세상에는 정말 다양한 식사요법이 있으므로 시험 삼아 여러 가지를 해보다가 나에게 잘 맞고 컨디션이 좋아진다고 느끼는 것을 계속하면 됩니다.

주위 사람들이 "이 식사가 몸에 좋다"고 한다고 그 의견에 휘둘려선 안 됩니다. 또 먹어서 좋은 것과 나쁜 것을 지나치게 엄격하게 구분하지 않는 것도 중요합니다. 참고로 현재 저는 술을 가끔 즐기기도 하고 사람들과 어울리는 자리에서는 고기도 맛있게 먹습니다.

○ 수분 섭취는 매일 충분히

　식생활을 정비하는 것 외에도 저는 치료의 일환으로 환자 분들에게 충분히 물을 마시기를 권합니다.

　우리 몸의 70%는 수분으로 이루어져 있습니다. 게다가 물은 몸 안의 다양한 대사작용에 관여합니다. 세포 대사시에도 물은 중요한 역할을 합니다. 물은 혈액 속에 들어가 온몸을 순환하며 전신의 세포 대사를 촉진합니다.

　또한 물을 일정량 이상 마시면 노폐물이나 유해물의 배설과 제거가 촉진되어 통증이나 어지럼증, 알레르기 증상도 완화됩니다. 어깨 결림이나 두통 등의 부정수소(원인이 확실하지 않은 몸의 여러 불편 증상)도 수분 부족이 원인인 경우가 있습니다.

　이처럼 물을 충분히 마시면 몸의 상태가 좋아집니다.
　그러면 하루에 물을 얼마나 마시면 좋을까요?
　일반적으로 하루에 필요한 물의 양은 자기 몸무게의 1/30 정도라고 합니다. 몸무게가 45kg이라면 하루에 1.5L, 몸무게가 60kg이라면 2L가 필요합니다.

다른 식생활과 마찬가지로 이것은 어디까지나 일반적인 기준입니다. 내 몸에 맞으면 그걸로 충분합니다. 억지로 그만큼의 물을 마실 필요는 없습니다. 내 몸이 좋아지는 정도의 물을 마시면 됩니다.

몸이 건강하면 의욕과 힘이 생깁니다.
우울증도 마찬가지여서 '몸부터 고친다'는 발상이 중요합니다.

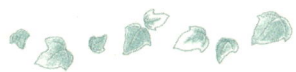

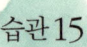 습관 15

기분이 좋아질 만큼
몸을 움직인다

적당한 운동이 몸에 좋다는 것은 누구나 잘 알고 있습니다. 여기서 말하는 운동이란 산소를 이용해서 에너지를 공급하는 유산소운동입니다. 걷기나 달리기, 수영, 테니스 등이 해당됩니다.

가능하다면 이런 유산소운동은 매일 하길 바랍니다.

사실 일을 하면서 매일 운동한다는 것은 쉬운 일이 아닙니다. 저도 학창시절에 럭비를 했고 원래 스포츠를 좋아합니다만, 운동이라는 활동 방식으로 매일 몸을 움직이는 일은 쉽지 않습니다.

'운동을 해야만 한다'는 생각은 버린다

그래서 제가 실천하는 것이 걷기입니다. 직장이나 집에 갈 때 지하철 한 두 정거장 앞에서 내려 경치를 즐기면서 걷습니다.

이러면 운동하기가 쉽지 않을까요? 걷다 보면 새로운 발견을 하기도 하고 재미있는 생각이 떠올라 큰 자극이 됩니다.

또 하나 추천하고 싶은 것이 제이커뮤니케이션아카데미의 지멘지 준코(治面地順子) 대표가 주창한 '알파빅스'라는 운동입니다.

이것은 1990년에 기업의 스트레스 관리 프로그램으로 고안되었는데, 알파빅스 밴드라는 고무밴드를 이용해 몸과 마음을 이완시키는 것이 목적입니다. 방법은 아주 간단합니다. 뇌파를 알파파 상태로 이끄는 음악에 맞춰 복식호흡을 하면서 고무밴드를 늘이고 줄이며 근육을 고르게 움직입니다.

별것 아닌 것 같지만 효과는 대단합니다. 운동 전후 혈액검사를 실시한 결과 교감신경과 부교감신경의 균형이 좋아져 면역력을 높이는 데 효과적이라는 결과가 나왔습니다. 우울증 개선에도 효과가 있으리라고 생각해 제 환자들에게도 추천하고 있습니다.

다만 저는 환자들에게 "운동하세요"라고 강요하진 않습니다. 식사요법도 마찬가지입니다.

중요한 것은 운동도 식사요법도 스스로 즐겁게 해야 한다는 점입니다. 그것을 무엇보다 우선시하고 싶습니다. 'ㅇㅇ을 하지 않으면 안 된다'는 사고방식을 갖지 않도록 하세요.

운동은 어디까지나 컨디션을 좋게 하기 위해서입니다. 운동을 해서 기분이 좋아지는 것을 느끼다 보면 스스로 몸을 움직이게 됩니다.

◯

복식호흡으로 긴장된 마음을 풀어라

운동 외에도 추천하는 것이 복식호흡입니다.

우리들은 보통 아무 생각 없이 호흡을 합니다만, 실은 이 호흡이 자율신경과 깊은 관계가 있습니다. 숨을 들이쉬는 것은 교감신경, 내뱉는 것은 부교감신경의 작동입니다.

초조할 때의 호흡을 관찰해보면 호흡이 매우 얕습니다. 이것은 교감신경이 긴장해 숨을 짧게 들이쉬기 때문입니다. 한편 일을 다 끝낸 후에 "후~" 하고 한숨이 나올 때는 매우 깊은 호흡을 합니다. 이것은 부교감신경이 작동해 이완에 들어갔기 때문입니다.

이런 점에서 알 수 있는 것은 불안과 스트레스를 안고 있을 때는 호흡이 얕아진다는 것입니다. 나아가 그런 기분을 완화시키기 위해서는 깊고 천천히 호흡하는 것, 즉 심호흡이 효과적입니다. 마음이 불안할 때는 배를 이용하는 복식호흡으로 몸도 마음도 풀어주세요.

모르시는 분을 위해 복식호흡 방법을 소개합니다.
몸에 힘을 빼고 편안한 자세에서 배꼽 밑에 정신을 집중합니다. 그다음 배가 풍선이 되었다고 생각하고 코로 지구의 대기를 천천히 빨아들이세요. 이 상태를 유지하다가 천천히 시간을 들여 입으로 몸 안의 숨을 모두 내뱉습니다.
생명력이 넘치는 새로운 에너지를 받아들이고, 몸에 담겨져 있던 것을 토해낸다는 느낌으로 호흡하면 됩니다. 숨을 토해낼 때는 부교감신경이 자극되기 때문에 긴장이 풀어지며 휴식을 취하게 됩니다.
참고로 복식호흡은 긴장 완화 외에 몸에도 좋은 작용을 합니다. 횡격막이 크게 움직임으로써 내장이 자극을 받아 소화기관과 간장의 활동이 활발해집니다. 긴장이 계속되면 복통을 느끼는 사람에게 특히 추천합니다.

'일찍 일어나야 한다'는 강박을 버려라

우울증 상태가 되면 아침에 잘 일어나지 못하는 사람이 있습니다. 점점 지각이 잦아지다가 결국 출근을 못 하는 사람도 있습니다.

남성 환자인 I씨의 경우입니다.

그는 의사로부터 우울증이라는 진단과 함께 집에서 휴양하라는 권유를 받았습니다. 처음에는 가족과 함께 아침을 먹었는데 가족이 나가면 졸음이 쏟아져 다시 잠드는 생활을 반복했습니다. 그러다 보니 언제부턴가는 가족이 돌아오는 저녁까지 일어나지 못하는 상태가 되었습니다.

I씨는 우울증으로 쉬고 있는 자신을 인정하지 못했습니다. 일하지 않는 자신을 용서할 수가 없었습니다. 그러면서도 기상 시간은 점점 늦어졌습니다. I씨는 그러는 자신이 점점 더 싫어져 이 상태가 한없이 계속된다는 생각이 들며 괴로워졌습니다.

그런 I씨에게 제가 한 이야기는 "일어날 수 없을 때는 억지로 일어나지 않아도 되잖아요?"라는 것이었습니다.

원래부터 아침에 잘 일어날 수 없어서 휴양을 시작했던 겁니다. 이 책에서 누누이 이야기하고 있듯이 우울증은 지금의 생활방식이 괴롭다는 것을 알려주는 메세지입니다. 따라서 '꼭 ○○해야만 한다'는 사고방식을 점검하고 새롭게 바꿀 기회를 찾는 게 좋습니다.

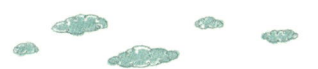

운동은 어디까지나 컨디션을 좋게 하기 위해서입니다.
운동을 해서 기분이 좋아지는 것을 느끼다 보면
스스로 몸을 움직이게 됩니다.

chapter 6

우울할 때의 생각을 짧게 적어본다
인생 시나리오를 만들어 연상한다
과거의 기억을 클리닝한다
멍하니 있을 수 있는 시간을 갖는다
모든 것을 받아들이고, 안고 있는 것은 버린다

잠재의식과
사이좋게 지내는 습관

있는 그대로를 받아들인다

습관 16

우울할 때의 생각을
짧게 적어본다

우울증에 걸린 환자 중에는 자신이 현재 어떤 스트레스를 받고 있는지 말하지 못하는 사람이 있습니다. 자신의 스트레스가 어디에서 비롯되었는지, 구체적으로 어떤 점이 괴로운지 스스로도 모르는 것입니다.

우울증은 자신에게 힘든 일이나 싫은 일을 계속한 결과로 생겨나는 것입니다. 그러므로 그 원인을 찾아내는 것이 대처의 첫걸음입니다.

원인을 찾아내는 간단한 방법

이때 추천하고 싶은 것이 자기만의 언어로 짧게나마 글을 써보는 것입니다. 그렇게 하면 우울증의 원인이 되는 스스로를 괴롭히는 사고방식을 찾아낼 수 있습니다.

이를테면 '지금 내가 괴롭다고 생각하는 것'이나, '기분이 가라앉을 때 무엇을 생각하고 있었나?' 같은 것들을 써내려 갑니다.

'그때 내가 나빴어'라고 자책하거나 '그 녀석 탓이야'라며 다른 사람을 원망할 필요는 없습니다. 단순하게 생각하고 느끼는 대로 쓰면 됩니다. 예를 들어 이런 식입니다.

"남편과 있으면 초조하다."

"앞으로의 일을 생각하면 불안하다."

글을 쓸 때는 긴 문장으로 자세하게 정리하지 않아도 좋습니다. 길고 자세한 문장으로 만들려고 하면 이야기의 내용이 뒤죽박죽되어 스스로도 무엇이 원인인지 알아차리기 힘들어질 수도 있습니다. 쓸 게 없어서 고민스러울 때는 억지로 하지 말고 그냥 쉬세요.

내가 즐거워지는 말로 바꾼다

이렇게 글을 쓰면 대체로 자신이 우울해지는 상황과 스스로를 괴롭히는 사고방식이 보입니다.

다음으로 하는 것이 이러한 말들을 내가 즐거워지는 말, 편해지는 말로 바꾸는 작업입니다. 조금 전의 예를 즐거워지는 말로 바꿔보겠습니다.

> "남편이 있으면 초조하다."
> ☞ "남편과 있고 싶은지 아닌지를 생각해본다."
> "앞으로의 일을 생각하면 불안하다."
> ☞ "지금 여기에 집중한다." "기쁨에 집중한다."

이 방법은 '자기멘탈테라피'라는 이름으로 제 클리닉에서 실행되고 있습니다. 자기멘탈테라피에서는 환자 본인이 되고 싶은 자신의 모습을 발견하는 것을 목표로 하고 있습니다. 그렇기 때문에 의사는 "이렇게 하면 됩니다", "이런 식으로 바꿔보죠" 같은 조언은 하지 않습니다. 환자가 스스로 답을 내는 과정을 도울 뿐입니다.

환자들의 해결책을 들여다보면 의료진이 생각하지 못한 멋진 답이 등장하는 경우가 있습니다.

예를 들어 어느 환자는 자신이 쓴 말을 보고 "어쩐지 저는 지금 일어나지도 않을 일에 불안해하고 있는 것 같네요"라고 말하기도 했습니다. 이 말에 저도 '과연 그렇구나' 하고 생각했습니다.

우울증의 원인인 스스로를 괴롭히는 사고방식을 인식하는 것이야말로 우울증에서 벗어날 수 있는 첫걸음이 됩니다.

긍정적 자기암시의 힘

평상시 우리가 이성적으로 상황을 파악하고 행동할 때 작용하는 것은 현재의식(顯在意識)입니다. 이에 반해 우리의 마음속에는 인식하지 못하는 또 하나의 비이성적인 의식이 있습니다. 그것이 잠재의식입니다.

잠재의식은 오랜 세월에 걸쳐 생긴 것입니다. 그렇기 때문에 현재의식보다 훨씬 강하게 우리의 사고와 말과 행동에 영향을 미칩니다.

이를테면 나를 바꾸기로 결심하고 '오늘부터 사람들을 비판하지 말자'고 해도 결국 무의식중에 비판적인 말이 나와 버리는 것을 들

수 있습니다. 현재의식 수준에서 결심했기 때문에 더 깊은 잠재의식에는 아무런 변화도 이끌어내지 못한 것입니다.

뒤집어 생각하면 잠재의식이 변한다면 인간은 모든 게 변할 수 있다는 말이기도 합니다.

이를 위한 방법이 '애퍼메이션(Affirmation)'입니다.

이것은 '긍정적 자기암시'라는 뜻입니다. 애퍼메이션을 실행하는 방법은 긍정적인 말을 여러 번 하는 것입니다. 이 방법을 실천하면 새로운 잠재의식이 생겨 이제까지의 잠재의식을 바꿀 수 있습니다.

"나는 나를 믿는다", "내가 정말 좋다", "나는 아주 멋지다"와 같이 자기를 인정하는 말, 자신이 기뻐할 만한 말을 이야기하는 겁니다.

시간대는 아침에 일어났을 때나 자기 전, 낮 동안 졸릴 때를 추천합니다. 이렇게 반쯤 졸고 있는 상태에서는 단단한 현재의식이 느슨해져 잠재의식이 움직이기 쉽기 때문입니다. 긍정적인 말도 새로 잠재의식 속으로 들어가기 쉽습니다.

제 환자들이 실천하고 있는 방법을 몇 가지 소개하죠.

- 거울로 자기 눈을 보면서 이야기한다.
- 매일 같은 말을 종이에 쓴다.

- 자신이 이야기한 것을 녹음했다가 아침에 일어났을 때와 밤에 자기 전에 듣는다.
- 종이에 써서 집 안의 눈에 띄는 곳에 붙인다(화장실을 추천합니다).

이야기하는 횟수에 제한은 없습니다. 같은 말을 몇 분이고 되풀이해도 좋습니다. 한편 말할 때는 즐거운 마음으로 실현한 상태를 떠올리는 게 효과를 높이는 비결입니다.

◎
즐거운 마음으로 놓아두기

이 방법은 저도 실천하고 있습니다.

제 경우, "나는 나를 사랑하고 믿는다"와 "나는 나의 최고 팬이다"라는 말을 하고 있습니다. 잠재의식은 3주면 바뀐다고 하는데 저는 이 긍정적 자기암시를 매일 계속한 결과 반년이 지나자 자신을 무척 좋아하는 사람이 되었습니다.

이런 경험을 통해서 저는 애퍼메이션은 자기 부정적인 의식에서 긍정적인 의식으로 변하는 훌륭한 효과가 있다고 환자들에게 추천하고 있습니다.

자기 긍정적인 말을 한 다음에 일어나는 일은 하늘에 맡기는 게 제일 좋습니다.

뜻하는 대로 이루려고 마음을 굳게 먹고 노력하는 것은 역효과입니다. '나는 ○○해야만 하는데…'라고 불안하게 생각할 필요도 없습니다. 일단 말을 한 다음에는 일상적인 생활을 즐기기만 하면 됩니다.

애퍼메이션을 계속하면 그러는 가운데 '이런 일을 해볼까?'라든가 '그곳에 가보자', '그 사람에게 연락해보자' 같은 마음이 생깁니다.

그때는 결과에 신경 쓰지 말고 즐거운 마음으로 해보세요.

글을 쓰면 자신이 우울해지는 상황과 스스로를 괴롭히는 사고방식이
대체로 보입니다. 다음으로 하는 것이
이러한 말들을 내가 즐거워지는 말로 바꾸는 작업입니다.

습관 17

인생 시나리오를
만들어 연상한다

'○○을 해볼까?'라는 생각이 들 때는 이를 위한 시나리오를 만들어보세요.
나만의 인생 시나리오를 만들어 되고 싶은 자신의 모습을 구체적으로 떠올리면 그런 삶에 다가가기 쉽습니다.

◎

나만의 즐거운 이야기를 그려본다

인생 시나리오는 현실에서 즉시 이루어지지 않아도 상관없으므로,

즐거운 마음으로 나의 꿈 이야기를 이미지로 생생하게 그려봅니다.

중요한 것은 가능한 한 구체적이어야 한다는 것입니다. 되고 싶은 내가 언제, 어떤 곳에서, 누구와, 무엇을 하고 있는지를 구체적으로 떠올려보세요.

오감 중에서 특히 시각, 청각, 촉각의 요소를 담으면 이미지가 쉽게 떠오릅니다. '무엇을 보고 있나?', '무엇을 듣고 있나?', '무엇을 느끼고 있나?'를 시나리오에 넣어보세요.

구체적으로 연상하기 위해서는 직감과 판단력을 사용하기 때문에 발상의 회로가 넓어지는 효과도 있습니다.

인생 시나리오를 쓰면 주변 사람에게도 보여주세요.

당신을 응원해주는 동료가 존재한다는 건 무척 든든한 일입니다. 그런 동료에게 "이런 사람이 되고 싶어", "이런 일을 하고 싶어"라고 말하면서 이미지를 공유할 수 있습니다.

상대에게 다양한 의견을 받으면 이미지는 더욱 구체적으로 발전할 수 있겠죠.

"그런 건 무리야"라고 당신의 시나리오를 부정하는 사람도 있을지 모릅니다. 그런 사람에게는 더는 말하지 않아도 되겠죠.

잠시 거리를 두는 편이 좋을지 모릅니다.

SNS를 활용해 꿈을 공유하자

나아가 자신이 이루고 싶은 꿈을 SNS(소셜 네트워크 서비스) 혹은 블로그 등을 활용해 알리는 것도 추천합니다. 그런 자리에서 당신과 마찬가지로 '이런 일을 하고 싶다'고 생각하는 사람들과 만나는 것은 삶의 의욕을 높이고 마음을 편안하게 할 수 있는 방법입니다.

저도 웹사이트나 트위터로 약을 사용하지 않는 정신과 의사로서의 꿈을 이야기하고 있습니다. 그에 대한 응원의 메시지도 매일 받습니다. 이런 활동을 통해 저는 많은 분들에게 좋은 에너지를 받습니다. 그러면 보람도 느끼고 마음이 한결 편해집니다.

여러분도 자신의 꿈에 "좋네요"라고 응원하고 지지해주는 사람들과 인연을 만들어보세요. 물론 무리하지는 마세요. 자신이 즐겁다고 생각하는 범위 안에서 하는 게 좋으니까요.

인생 시나리오를 쓰면 주변 사람에게도 보여주세요.
당신을 응원해주는 동료가 존재한다는 건 무척 든든한 일입니다.

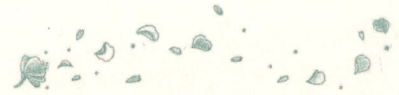

습관 18

과거의 기억을
클리닝한다

우리들은 많은 상식을 익히며 살아갑니다. 그리고 그것을 일상생활 속에 적용시켜 사는 것에 익숙해집니다. 상식적으로 만사를 생각하고 행동하는 것을 당연하게 느끼며 살아갑니다.

하지만 그런 상식 때문에 삶이 괴로운 적은 없었나요?

사회의 상식에 맞추려고 노력하면 할수록 '이것이 정말 내가 가지고 있어야 하는 생활방식일까?'라고 불안해지기도 합니다. 물론 그럼에도 불구하고 여전히 '사회적인 상식에 맞춰야만 한다'는 생각을 버리지 못하는 사람도 있습니다.

그런 강박적인 생각을 계속 안고 있으면 자유롭게 취할 수 있는 행동의 범위가 좁아집니다. 자기도 모르는 새에 마음이 뒤틀어지고 타인을 비판하게 됩니다. 불쾌한 사건과 만나면 '이건 모두 ○○ 탓이야' 같이 타인에게 책임을 전가하며 증오의 감정을 품게 됩니다.

힘들었던 기억을 지우는 4가지의 말

'호오포노포노'라는 말을 아세요?

하와이 말로 호오(Ho'o)는 '원인'을, 포노포노(Ponopono)는 '완벽함'을 뜻합니다. 그리고 두 가지가 합쳐진 호오포노포노는 '바로잡다'라는 뜻을 가진 하와이에 전승되는 문제해결 방법입니다.

하와이의 전통 치유사였던 모르나 날라마쿠 시메오나(Morrnah Nalamaku Simeona, 1913~1992) 여사는 그것을 발전시켜 셀프 아이덴티티 호오포노포노(SITH)를 만들었습니다.

이를 통해 그녀가 주장하는 것은 과거의 기억을 클리닝(정화)하는 것이 현재의 문제해결과 이어진다는 겁니다.

클리닝의 방법은 자신의 기억 중에 '어떤 기억이 문제를 일으켰나?'를 자문한 후 "고마워", "미안해", "용서해줘", "사랑해"라는 말을 되풀이하는 겁니다.

실제로 시메오나 여사의 계승자인 휴 렌 박사는 하와이에 있는 살인·강간 등의 중죄를 저지른 정신장애자가 수용된 시설에서 이 호오포노포노를 실천한 결과 놀랄 만한 성과를 올렸습니다.

그때까지 이 시설의 평균 수용기간은 7년이었습니다. 그런데 박사가 SITH를 실천한 후 기간이 4~5개월로 단축되었고 최종적으로는 그 시설의 수용자가 0명이 되었다는 겁니다.

휴 렌 박사는 직접 죄수와 대면해 뭔가를 실행한 적은 없었다고 합니다. 오로지 죄수가 자신의 기억을 향해 '어떤 기억이 문제를 일으켰을까?'를 자문하고 그 후 "고마워", "미안해", "용서해줘", "사랑해"라는 말을 되풀이할 것을 지도했다고 합니다.

◎
자기 마음을 제로로 만든다

여러분도 이 호오포노포노를 실천해 괴로웠던 과거의 기억을 클리닝해보세요. 이미 벌어진 일은 바꿀 수 없습니다. 하지만 기억은 버릴 수 있습니다.

이를테면 당신이 어떤 사람의 말에 심하게 상처를 입었습니다. 그때는 자기 마음을 향해 '내 잠재의식 속의 어떤 정보가 원인이 되어 그 사람이 내게 그런 행동을 취했나?' 하고 자문합니다.

그리고 그 원인이 된 불쾌한 정보에 대해 "고마워", "미안해", "용서해줘", "사랑해"라는 4가지 말을 겁니다. 이로써 이 불쾌한 정보를 클리닝할 수 있습니다.

휴 렌 박사에 따르면 클리닝을 통해 자기 마음을 무(無)의 상태로 만드는 것도 가능하다고 합니다.

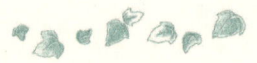

호오포노포노를 실천해
괴로웠던 과거의 기억을 클리닝해보세요.
이미 벌어진 일은 바꿀 수 없습니다.
하지만 기억은 버릴 수 있습니다.

습관 19

멍하니 있을 수 있는 시간을 갖는다

현대사회에 우울증이 증가하고 있는 것은 어떤 이유에서일까요?

그것은 경쟁원리에 있다고 생각합니다.

효율우선·이윤우선 사회의 요구에 응하기 위해서는 경쟁에 이겨야만 합니다. 그 때문에 사람들은 늘 시간에 쫓기고, 만원 전철로 출퇴근하는 것도 견디며 일하고 있습니다.

주말이나 휴일은 일 때문에 쌓인 피로를 푸느라 가족과 느긋하게 지낼 시간도 없습니다. 이래서는 계속 몸도 마음도 피로해질 뿐입니다.

경쟁사회 속을 달리는 엘리트

무역회사의 엘리트 직원인 남성 J씨의 경우입니다.

그는 전 세계를 돌아다니며 24시간 체제로 일합니다. 집에는 거의 들어가지 못합니다. 연봉은 상당히 높지만 그만큼 다른 사람의 몇 배나 되는 노력을 기울입니다.

이렇게 최선을 다하고 있음에도 불구하고 그는 '언제 해고될지 모른다', '언제 라이벌이 나를 앞지를지 모른다'며 늘 벌벌 떨고 있습니다. J씨는 끝 모를 불안을 안은 채 매일 달리고 있는 것입니다.

그러다 지나치게 노력하는 생활을 견디지 못하고 몸이 경보를 울렸습니다. J씨는 건강이 나빠져 휴양할 수밖에 없었습니다.

현대사회는 무엇을 해도 효율을 우선시해 '시간을 효율적으로 사용해야 한다'거나 '시간은 금이다'라는 가치관을 최고로 생각하는 풍조가 있습니다. 뭔가 해야만 한다는 강박관념 때문에 쉬는 시간을 줄여 자신의 능력을 연마하는 사람도 적지 않습니다.

하지만 이런 과로하는 습관이 우울증을 일으키는 건 아닐까요? 너무 열심히 사는 환자들을 보면서 절실히 느낍니다.

그렇기 때문에 저는 여러분에게 제안하고 싶습니다. 일상 속에서 가끔은 아무것도 하지 않는 시간을 갖는 게 좋지 않을까요?

아무것도 하지 않는 시간은 몸과 마음을 쉬게 해줍니다. 그렇지 않아도 경쟁사회 속에서 여러분은 최선을 다하고 있습니다. 멍하니 있을 수 있는 시간이 있어도 괜찮습니다. 멍하니 있는 자신을 죄책감과 초조함으로 탓하지 말아주세요.

노력에만 가치를 두는 사회는 행복한가

경쟁사회는 학교의 교육제도 속에서 극명히 드러납니다. 초등학교와 중학교, 고등학교, 심지어 대학교까지도 아이들은 시험의 경쟁 속에서 성장합니다.

저도 그랬습니다. 초등학교 때부터 여러 학원을 다녔습니다. 중·고등학교가 같은 재단인 학교에 입학해 고등학교 입학시험을 칠 필요가 없었는데도 늘 시험 성적이 걱정이었습니다.

성적이 좋을 때는 괜찮지만 나쁠 때는 스스로를 부정하기 일쑤였습니다. 자기긍정 마인드가 없었기 때문에 '내가 싫다', '자신이 없다'며 툭하면 스스로를 탓하는 성향의 사람이 되었습니다.

우리들 대다수는 노력하는 데 가치가 있다고 생각합니다. 모든 일에 최선을 다하는 게 당연하다고 생각합니다.

결국 우울증에 걸리는 사람은 늘 최선을 다해 이 경쟁사회에서 살아남은 사람입니다. 그렇게 계속해서 무리한 결과 몸과 마음이 피폐해진 것입니다.

미래의 아이들에게 이 같은 경쟁을 경험하게 하는 게 정말 행복한 사회일까요?

저는 현대사회에 만연한 '최선을 다해야만 한다', '노력해야만 한다', '반드시 이겨야 한다'는 생각을 바꿔야 한다고 느낍니다.

상대를 인정하고, 믿고, 기다린다

미국에서 시작되어 10여 년 전부터 일본에도 세워지기 시작한 데모크래틱 스쿨이라는 독특한 학교가 있습니다.

여기서는 아이들이 직접 학교라는 커뮤니티를 만듭니다. 학교의 중요한 사안은 아이들이 모두 협의해 결정하고, 학교 방침이나 교칙도 미팅에 참가한 전원이 정합니다. 어른들은 도와주는 역할만 수행합니다.

이런 과정을 겪으며 아이들은 집단 속에서 자신을 표현하는 힘과 살아가는 힘을 익히는 겁니다.

뭐니 뭐니 해도 이 학교의 최고의 특징은 '경쟁하지 않는다'입니다.

이곳에는 커리큘럼도 선생도 교과서도 없습니다. 성적으로 학생을 평가하지도 않습니다. 배우고 싶은 것을 스스로 선택하고 하고 싶은 일을 함으로써 최고의 배움을 얻는다고 합니다.

반을 나누지 않기 때문에 여러 나이의 학생이 섞여 있습니다. 다양한 연령의 아이들이 서로를 가르치고 영향을 주고받으며 배웁니다.

재미있는 것은 제가 한번 학교를 견학하고 싶다고 했더니, 학교 측에서 받아들일지 아닐지의 결정권은 아이들에게 있으니 물어봐야 한다고 말한 것입니다. 아이들이 찬성하지 않으면 받아줄 수 없다고 했습니다.

이런 학교에 대해 이야기하면 "장래는?", "진학은 어떻게 하지?", "사회성은 익힐 수 있나?" 등등 어른들은 걱정이 많습니다.

하지만 이 학교에서 보듯 아이들은 자신의 인생을 개척할 힘을 주변 어른들이나 주변의 아이들에게서 배워나가고 있습니다.

그러므로 아이들을 인정하고, 믿고, 기다리는 게 가장 중요합니다. 아이들의 무한한 가능성을 어른들이 망가뜨려선 안 됩니다. 아이들의 솔직한 생활방식을 어른들이 방해하지 않아야 마음이 건강한 아이로 자란다고 생각합니다.

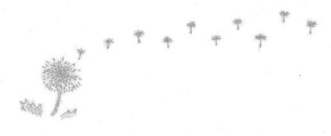

우울증에 걸리는 사람은 늘 최선을 다해 노력해
이 경쟁사회에서 살아남은 사람입니다.
그렇게 계속해서 무리한 결과 몸과 마음이 피폐해진 것입니다.

습관 20

모든 것을 받아들이고, 안고 있는 것은 버린다

음악가인 40대 남성 K씨는 우울증 병력이 7년으로, 계속해서 약을 복용해왔습니다. 약을 끊고 생활방식을 바꾸고 싶은 마음이 들어 제 클리닉을 찾아왔습니다.

과거에 K씨는 요양시설에서 간병 일을 하면서 음악요법을 시도해 보고자 했습니다. 그런데 막상 일을 시작하자 간병 일이 너무 많아 음악요법을 할 상황이 못 되었습니다. 직장 상사에게 음악요법을 좀 할 수 있게 부서를 이동시켜 달라고 요청했지만 "간병 쪽이 일손이 딸린다"며 들어주지 않았습니다.

하고 싶지 않은 일에 매일 쫓기자 K씨는 점차 무기력한 상태에 빠지게 되었습니다. 유일하게 살아갈 힘을 되찾을 때는 좋아하는 음악을 듣는 주말뿐이었습니다.

어느 날, K씨는 보육교사로 일하는 아내에게 일을 그만두고 싶다고 이야기했습니다. 그런데 아내는 생활을 해나가야 하니 일을 그만둬선 안 된다며 그의 말을 무시했습니다.

◎
내가 믿을 것은 오직 나뿐

저는 K씨에게 "지금 분노로 자신을 괴롭히고 있지 않나요? 상사나 아내를 위해서가 아니라 자신을 위해 분노를 버리세요. 자신이 즐겁다고 생각하는 것, 하고 싶은 것을 따라가보세요"라고 말했습니다.

K씨는 내가 하고 싶지 않은 일을 억지로 강요당하고 있다고 생각해, 하고 싶은 일을 할 수 없는 자신에게 계속 조바심을 내고 있었던 것입니다.

그래서 저는 "자신이 하고 싶은 일을 선택하면 된다", "눈치 보지 말고 내 인생을 즐기면 된다"고 계속해서 제안했습니다.

그 후 K씨의 우울증은 개선되어 클리닉에 온 지 5개월째부터 약을 줄이기 시작했고, 7개월 후에는 7년간 복용해온 약을 중단했습니다. 그리고 간병 일을 상근에서 비상근으로 바꾸고 비영리단체 법인을 설립하기 위해 우울증 치료를 종료하였습니다.

지금은 법인을 세우고 주말마다 지진 피해를 입은 지역의 아이들과 복지시설 입소자들에게 음악요법을 제공하며 하고 싶은 일을 마음껏 하고 있습니다.

K씨가 요양시설 업무를 상근직에서 비상근직으로 바꿀 때의 에피소드를 소개합니다.

음악요법을 하고 싶지만 아내의 반대를 받은 K씨에게 저는 "이 문제에서 아내의 허가가 필요한가요?"라고 물었습니다.

그러자 그 다음 주에 K씨가 "업무를 상근직에서 비상근직으로 바꾸고 음악요법 일을 시작했습니다"라고 이야기하더군요.

제가 "사모님과 상담은 하셨어요?"라고 묻자 "앗! 상담하지 않았습니다. 선생님이 그럴 필요는 없다고 하셨잖아요!"라는 대답이 돌아왔습니다.

저는 상대방의 인생을 결정하는 말을 할 생각은 아니었는데 K씨에게는 아내의 허가가 필요하느냐는 질문이 "일을 바꾸는 게 낫다"는 조언으로 들렸다고 합니다.

자신이 주인공이 되어 인생을 다시 시작해보지 않으실래요? 스스로를 100% 믿으면 가장 좋은 길을 선택할 수 있습니다.

◯
좋은 것도 나쁜 것도 나의 것

다음으로 30대 중반 여성 L씨의 경우입니다. 우울증 외에 섭식장애로도 고통받고 있던 그녀는 어머니와 함께 클리닉을 찾았습니다. L씨가 우울증에 걸린 것은 7년 전입니다.

당시 대학생으로 해외에서 유학한 L씨에게는 남자친구가 있었고, 둘은 무척 행복한 시간을 보냈다고 합니다. L씨는 그 남자와 결혼까지 생각했지만 어머니에게 말하자마자 극렬한 반대를 받았습니다.

그러던 어느 날 어머니에게 돌봐달라고 했던 강아지가 유학 중에 병에 걸리자, "나는 어쩔 수 없다. 네가 직접 돌봐라"는 말을 듣게 되었고, 그녀는 마지못해 귀국했습니다. 꿈과 공부를 중도 포기하고 돌아온 것입니다. 그 후로는 연인과도 연락이 어려워졌다고 합니다.

L씨의 어머니는 현모양처 타입으로 L씨가 어렸을 때부터 주변 사람의 시선을 강하게 의식해 늘 엄격하게 대했습니다. 귀국 후 직업 없이 집에 있는 L씨에게 "도대체 언제 일할 거니?", "일도 없는 주제

에 놀러 가는구나?" 하고 늘 잔소리를 했습니다. 게다가 아버지까지 "너는 언제까지 부모에게 얹혀 살 셈이냐?"라고 L씨를 혼냈습니다.

L씨는 부모로부터 이런 말을 들을 때마다 두통이 생겼고 구역질을 했습니다.

저는 L씨와 어머니가 동석한 자리에서 멘탈테라피로 각각 한 가지씩을 제안했습니다.

먼저 어머니에게는 "어머니는 L씨가 낫기를 바랍니다. 하지만 낫게 하려고 하면 할수록, 바꾸려고 하면 할수록 L씨는 부정적인 반응에서 벗어날 수 없습니다. 그러므로 딸을 믿고 지켜보세요"라고 했습니다.

딸인 L씨에게는 "이제라도 하고 싶었던 일을 찾아 해보세요"라고 제안했습니다.

평소 동물을 무척 사랑하고 아꼈던 그녀는 그 후 자신의 성격과 취향을 살려 동물미용전문학교에 다니게 되었습니다. 그곳에서 공부하면서 자신에게 즐거운 것, 기쁜 것을 찾고 있습니다.

L씨는 어머니에게 여전히 심한 말을 들어 두통과 구역질로 고생하고 있습니다만, 대학생 때 유학을 갔던 것도 어머니에게서 벗어나기 위한 마음에서 비롯되었다는 사실을 깨닫고 자신을 돌아보는 시간을

가졌습니다.

증상이 있을 때는 어머니와 자신을 탓하지 않았는지, 부모님에 대한 분노를 삼키지 않았는지를 확인하게 되었습니다. 결국 L씨는 부모의 곁을 떠나 자신만의 삶을 계획하고 있습니다.

우리들은 날마다 다양한 감정을 느끼고 삽니다. 고통과 분노, 슬픔과 즐거움…. 이러한 감정은 좋은 것도 나쁜 것도 모두 자신의 것입니다.

편안한 마음으로 행복해지고 싶은가요?

모든 것을 있는 그대로 받아들이고, 껴안고 있는 것은 과감히 버리세요.

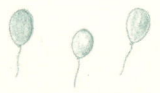

우리들은 날마다 다양한 감정을 느끼고 삽니다.
고통과 분노, 슬픔과 즐거움….
이러한 감정은 좋은 것도 나쁜 것도 모두 자신의 것입니다.

우울한 세상에서 나를 지키는 20가지 습관

습관 1. 상대를 바꾸려 하지 않는다
습관 2. 관계에서는 '좋다/나쁘다'라고 평가하지 않는다
습관 3. 상대에 대한 기대를 버린다
습관 4. 자신을 우선순위에 둔다
습관 5. 의무나 책임으로 선택하지 않는다
습관 6. 말을 바꾸는 것만으로 나를 바꿀 수 있다
습관 7. 하고 싶은 일을 추구한다
습관 8. 잘할 수 있는 일을 써본다
습관 9. 다른 사람의 말과 가치관에서 벗어난다
습관 10. 미룰 수 있는 일은 미룬다
습관 11. 지금의 사고방식과 인간관계를 다시 살피고 고친다
습관 12. 몸의 독, 마음의 독을 다스린다
습관 13. 너무 애쓰지 않아도 괜찮다
습관 14. 컨디션이 좋아지는 식습관을 찾는다
습관 15. 기분이 좋아질 만큼 몸을 움직인다
습관 16. 우울할 때의 생각을 짧게 적어본다
습관 17. 인생 시나리오를 만들어 연상한다
습관 18. 과거의 기억을 클리닝한다
습관 19. 멍하니 있을 수 있는 시간을 갖는다
습관 20. 모든 것을 받아들이고, 안고 있는 것은 버린다

에필로그

이렇게 제 다섯 번째 책이 나오게 되었습니다.

저는 제 클리닉을 찾아오는 환자 외에도 산업현장에 종사하는 사람들의 건강을 살피는 일도 하고 있는데 그 과정에서 기업사회의 가혹한 인간관계를 느끼는 경우가 많습니다. 이번 책에서는 이전 독자분들뿐만 아니라 직장인들의 마음까지 살필 수 있어서 기쁘게 생각합니다.

저는 지금 일본에서 정신과와 심리상담실에 가기 전에 마음의 고민을 상담할 수 있는 상담창구인 MAP(멘탈테라피 프로그램)을 돕고 있습니다. 이것은 우울함을 느끼는 사람들이 컴퓨터나 스마트폰으로 마음의 상태를 체크하고 가벼운 마음으로 메일을 이용해 상담을 받는 것입니다.

최근에는 자연환경과의 공생을 제안하는 사사키 시게토 씨의 소개로 중국과학원의 진펜 박사와 시민단체 '생명의 양식'의 오바 히로유키 씨, 혼모노연구소의 사노 고이치 씨를 만났습니다. 사사키 씨, 진펜 박사와는 유산균 사업을 통해, 오바 씨와는 채소와 쌀 재배로, 사노 씨와는 교육 사업으로 보다 많은 분에게 건강과 행복을 전할 수 있었다고 생각합니다.

그 밖에도 앞으로는 뜻있는 분들과 손을 잡고 자연 농업, 데모크래틱 스쿨, 환경 활동 등을 응원하고 실천하고 싶습니다. 또 아이들의 미소가 그대로 어른의 미소가 되는 멘탈테라피를 제공할 생각입니다.

모두가 안심하고 웃으며 살 수 있는 사회를 기원하며.

미야지마 겐야(宮島賢也)

고마워, 우울증
: 우울한 세상에서 나를 지키는 20가지 습관

펴낸날 초판 1쇄 2014년 3월 25일 | 초판 7쇄 2021년 5월 25일

지은이 미야지마 겐야
옮긴이 민경욱

펴낸이 임호준
편집 박햇님 김유진 고영아 이상미
디자인 유채민 | **마케팅** 정영주 길보민
경영지원 나은혜 박석호 | **IT 운영팀** 표형원 이용직 김준홍 권지선

본문 일러스트 조영주
인쇄 상식문화

펴낸곳 비타북스 | **발행처** (주)헬스조선 | **출판등록** 제2-4324호 2006년 1월 12일
주소 서울시 중구 세종대로 21길 30 | **전화** (02) 724-7632 | **팩스** (02) 722-9339
포스트 post.naver.com/vita_books | **블로그** blog.naver.com/vita_books | **인스타그램** @vitabooks_official

이 책은 저작권법에 따라 보호를 받는 저작물이므로 무단 전재와 무단 복제를 금지하며,
이 책 내용의 전부 또는 일부를 이용하려면 반드시 저작권자와 (주)헬스조선의 서면 동의를 받아야 합니다.
책값은 뒤표지에 있습니다. 잘못된 책은 바꾸어 드립니다.

ISBN 979-11-85020-26-6   13510

비타북스는 독자 여러분의 책에 대한 아이디어와 원고 투고를 기다리고 있습니다.
책 출간을 원하시는 분은 이메일 vbook@chosun.com으로 간단한 개요와 취지, 연락처 등을 보내주세요.

비타북스는 건강한 몸과 아름다운 삶을 생각하는 (주)헬스조선의 출판 브랜드입니다.